300 medicamentos para superarse física, sexual e intelectualmente

300 medicamentos para superarse

física - sexual e intelectualmente

TRADUCCIÓN Y ADAPTACIÓN
PEDRO ROMERO AZNAR

Título original en francés
300 médicaments pour se surpasser

ISBN 84-404-4277-7
Depósito Legal: B. 16.753/1989
Imprimeix: TESYS
Ciclismo, 7 - 08191 RUBÍ
Printed in Spain

ÍNDICE

Huxley se sorprendía de que en una época de inventos como han sido los siglos XIX y XX, no se descubriera un placer nuevo y opinaba que quien supiera encontrar una substancia capaz de dar felicidad a los hombres sin provocarles el efecto destructor de la droga, sería el mayor benefactor de la Humanidad, mucho más todavía que el Dr. Fleming.

Pero pienso yo que si se llegara a este caso, en principio utópico, nos prohibirían tal substancia. Existe en el mundo una arraigada afición a la prohibición y un estúpido prestigio del dolor. "Parirás con dolor" o "ganarás el pan con el sudor de tu frente", gozan todavía hoy de prestigio, incluso entre gentes que pertenecen a la clase médica, corporación que debiera preocuparse, más que ninguna otra, de nuestra felicidad. El sufrimiento continuado, hora es ya de decirlo, embrutece y degrada al hombre. La vida es un largo strep-tease en el que vamos dejando en el trance, cabellos, dientes, decibelios y dioptrías y adquirimos, a cambio, colesterol y experiencia. Nuestro cuerpo que nos da achaques y disgustos, como dice, poco más o menos, Martin Fierro:

"Arrugas, dientes y canas son macanas,

pero si arrastras los pies ya es la vejez", también es capaz de darnos un gran placer, pues a fin de cuentas el placer es el usufructo industrial del cuerpo.

No engaño a nadie. No creo yo que el hombre sea "homo sapiens" pues, la especie humana es bien poco razonable; ni tampoco es el "homo faber" de los partidarios del odioso culto al trabajo, palabra que, no se olvide, proviene de tripalium, instrumento de tortura utilizado para obligar a los esclavos a arrimar el hombro. Es el hombre, hoy, "homo ludens", el hombre lúdico, que ama el ocio, juega, goza, quiere ser feliz y para ello firma la paz consigo mismo. Es un niño que busca nidos de pájaros y hace de su vida un "como si". Y quiere mejorar su inteligencia y su rendimiento, físico e intelectual, lo que demuestra una gran cortesía hacia los demás.

Vivimos en la época de la información y quien está informado de sí mismo y de lo que sucede alrededor suyo, se conoce mucho mejor que médico alguno. Cuando un amigo galeno me recomienda una aspirina, yo me sonrío y no la tomo aunque me maten, pues me sienta fatal y me provoca ardor de estómago. En cambio, nadie me ha recetado “Arcalion 200”, un dopante o estimulante muscular y cerebral prodigioso que facilita mi poder de concentración y elimina mi fatiga. Bendito sea.

Y benditos sean también quienes publican esos “300 medicamentos” que, como tantas cosas maravillosas, no se deben dejar al alcance de los niños ni de los tontos. Es bien cierto que las cosas no son buenas ni malas en sí; depende del sentido que el hombre les da y de la utilización que se hace de ellas. Un cuchillo puede servir para pelar patatas o para clavarlo en la barriga de alguien.

Sí. Es cierto. Las cosas son, en sí mismas, neutras. Pero a mí me parece que este libro es, además de neutro, muy oportuno para las personas inteligentes y bien informadas.

ANTONIO DE SENILLOSA

Este libro, resultado del trabajo de un colectivo médico, aborda un tema candente del que los medios de comunicación se hacen eco con una frecuencia cada vez mayor.

No se trata de una obra médica dirigida a personas enfermas sino de un instrumento de información destinado a todas aquellas y a todos aquellos que sienten el legítimo deseo de mejorar sus niveles físicos e intelectuales, de combatir la fatiga y estrés inherentes a la vida moderna.

Tomar medicamentos para resistir, para afirmarse, para vencer en la competición vital, se ha convertido en un deseo sentido por la gran mayoría.

Las formas de acción, la utilidad real, las indicaciones y las contraindicaciones de un medicamento no constituyen ya un tema tabú severo y recelosamente guardado por los detentadores del poder médico.

Desde hace más de un decenio, diferentes "Guías de medicamentos" destinadas al gran público han contribuido a informar a los pacientes, a educar a los consumidores, a descubrir el misterio, a transformar al "cliente" pasivo, ciego y mudo, en alguien capaz de defender sus intereses por sí mismo.

Ciertos médicos se lamentan de los hipotéticos daños ocasionados por una supuesta "sobreinformación" del público. Se trata de una actitud profundamente lamentable, basada en el desconocimiento tanto de las necesidades como de los auténticos deseos de los individuos.

Lo mismo sucede entre los actores sociales. El diálogo paciente-médico no puede sino ser fructífero. Un paciente informado presiente sus necesidades, reconoce sus síntomas, puede detallar su malestar, guiar el diagnóstico y las elecciones terapéuticas del médico.

Un individuo informado se conoce a sí mismo mejor que lo que su médico podrá jamás conseguirlo.

La ciencia médica, encarnada por el médico, está presta para aportar respuestas técnicas a problemas físicos que sólo el individuo que decide ir a una consulta sabrá poner en sus verdaderas dimensiones existenciales.

Aquí está el quid de la cuestión: un sujeto cansado, que ha llegado a su límite, exasperado, un sujeto que está expuesto a la injusta hostilidad del mundo, que ha agotado sus recursos naturales, debe poder contar con un repertorio de ingredientes disponibles para ayudarlo oportunamente a superar un momento difícil.

Este libro pretende dar algunas respuestas a las preguntas que cada cual se formula. Al despejar el terreno, prepara a su vez la vía a nuevas preguntas que debiera plantear a su médico.

Es preciso insistir en el hecho de que ciertos medicamentos son peligrosos incluso si se toman prudentemente. Sólo se puede recurrir a ellos con carácter excepcional.
Si se toma paralelamente uno o varios medicamentos (a causa de una enfermedad aguda o crónica, por ejemplo), siempre hay la posibilidad de que aparezcan interacciones medicinales, eventualmente peligrosas.

AVISO: La duración del consumo de los productos citados debe estar obligatoriamente limitado. No sólo porque rebasar las dosis prescritas es peligroso, sino también porque la eficiencia del medicamento puede agotarse. Se recuerda que todo tratamiento prolongado debe efectuarse bajo control médico.

EL DERECHO A LOS ESTIMULANTES

Vivimos en un mundo despiadado, donde ser el más fuerte, hábil, astuto, inteligente, rápido, y también el más resistente, se ha convertido en condición necesaria, si no suficiente, para vivir, para tener éxito o simplemente para resistir.
Lo fundamental es tener buena salud, equilibrio y satisfacción. Mantenernos sanos y curarnos si estamos enfermos, ésta es la función de los medicamentos preventivos y curativos.
Pero un individuo sano puede, a veces, desear o tener necesidad de hacer más, de superarse, de llegar más lejos en sus posibilidades físicas e intelectuales. Tendrá que hacer funcionar la máquina de su cuerpo a plena marcha, o incluso sobreforzada, durante un cierto tiempo que le deseamos sea el más breve posible.
Las condiciones de la vida moderna, la rivalidad y competitividad exasperadas entre los candidatos a obtener un título, un lugar de trabajo, un éxito, un reconocimiento profesional o una gratificación afectiva, a menudo obligan a recurrir a productos tonificantes y estimulantes.
A veces el mundo del deporte reproduce, de forma caricaturesca, las condiciones de "la verdade-

ra vida". En este campo es donde la voluntad de vencer, la necesidad de superarse, de alcanzar lo imposible, de realizar la hazaña nunca vista, se impone a los atletas de forma evidente e institucionalizada.

Sea por razones personales, por afición, por espíritu de lucro o, tal vez, impulsados por el orgullo nacional, ya no es suficiente participar, como proclamaba Pierre de Coubertin; hay que triunfar, dominar, aplastar al adversario, subir, en definitiva, al podium.

Esta es, claro está, la causa de que el "doping" haya aparecido y se haya desarrollado sobre todo en los medios deportivos. Accidentes trágicos, incluso mortales, lesiones irreversibles, fracasos incomprensibles y dramáticos, han provocado la cuidadosa vigilancia de las autoridades médicas responsables, sea el Comité Olímpico Internacional (COI) o el Ministerio de Sanidad.

Una constantemente actualizada lista de substancias llamadas "dopantes" está prohibida a los deportistas de competición bajo pena de severas sanciones: descalificación, procesos judiciales e incluso inhabilitación.

Esta auténtica inquisición somete a menudo a los deportistas a meticulosos procedimientos de verificación, en general poco eficaces a pesar de sus loables intenciones.

La prohibición del "doping" en competición se justifica en nombre simultáneamente de una buena conciencia y de unas preocupaciones humanistas que niegan las realidades de nuestra época.

La buena conciencia de médicos y científicos se

apoya en una argumentación razonable, que no se puede ignorar y totalmente justificada: ciertas substancias son peligrosas, a veces mortales; otras son ineficaces o engañosas; otras, en fin, son realmente útiles: razón de más para prohibirlas. En cuanto al discurso humanista sobre las virtudes del deporte: en competición, los individuos son iguales, sin distinción de nacionalidad, de sexo o de color. Sólo difieren sus posibilidades físicas, la calidad de su entrenamiento, su eventual talento o ingenio. El dogma afirma que las posibilidades de éxito son, teóricamente, las mismas para todos: ninguna substancia externa, ningún "dopante" del primer o tercer tipo puede ayudarles.

Lo constatamos y lo admitimos.

Este libro no está destinado a ayudar a los deportistas a "doparse". No enumerará tampoco las variadas técnicas, más o menos eficaces, destinadas a pasar los controles "antidoping".

Decimos, simplemente, que la vida cotidiana, la competición vital, el "struggle for life" de los anglosajones, es más árdua, más ruda y más persistente que la más espectacular de las hazañas de los dioses del estadio.

Entre individuos sanos, el recurso transitorio a estimulantes y tonificantes no es solamente lícito sino que puede ser útil e incluso, en algunos casos, indispensable.

Tanto para preparar unas oposiciones como para finalizar un trabajo urgente, para defenderse o para sobrevivir en un medio hostil, para brillar en sociedad o simplemente para exponer claramente sus ideas, ha de ser posible poder recurrir

a sus reservas para disponer del “plus” que marcará la diferencia y que constituirá el factor determinante de éxito.
Este libro precisa las reglas del buen uso de dicho plus: por qué y cómo utilizar los estimulantes físicos y cerebrales; cómo tomarlos sin riesgo ni peligro; lo que se debe temer y lo que se puede esperar. Y hasta dónde sin ir demasiado lejos.
Las substancias “dopantes” constituyen un aporte positivo en un contexto vital donde un buen número de individuos se ven obligados a rendirse, a renunciar, a evadirse, a huir o a refugiarse en las satisfacciones ilusorias creadas por el consumo anárquico, ilegal y ruinoso de las drogas duras, siempre peligrosas, a menudo mortales.

Utilizar estimulantes de forma adecuada, por consejo de un médico o por propia iniciativa, no significa convertirse en un toxicómano o en un drogadicto. Las substancias dopantes. Tal como las concebimos en este libro, son ajenas al mundo infernal de la Droga, y deben seguir siéndolo.

"DOPARSE" NO ES DROGARSE

Ante todo es necesario eliminar una ambigüedad de vocabulario responsable de un discurso nocivo y malsano para una buena comprensión de las diferencias específicas entre "dopantes" y drogas.
En el argot de los toxicómanos, el término "doparse", de origen anglosajón, designa todas las substancias narcóticas o demás utilizadas como drogas duras. El amplio uso de esta palabra en los discursos mediáticos o especializados, sobre la toxicomanía, está en el origen del sentido peyorativo que va unido al "doping" y es responsable de las reservas que suscita.
La palabra droga, "drug" en angloamericano, designa todos los medicamentos, cualesquiera sean. Un "drugstore" era inicialmente una farmacia. En Francia, por ejemplo, la palabra droga se utiliza por los profesionales de la salud para designar los productos terapéuticos de manera general.
Para el gran público, por el contrario, así como para los mass-media, hablar de droga (o de drogas) significa, ante todo, discurrir acerca de los

toxicómanos (los drogados) y los productos que se inyectan, esnifan, fuman o inhalan (las drogas, duras o blandas).

Así pues, sería mejor inspirarse en los medios científicos, refutar el término droga y reemplazarlo por "psicótropos" o "substancias psicoactivas".

Los toxicómanos utilizan psicótropos o substancias psicoactivas o drogas, con fines no médicos.

La diferencia que se hace habitualmente entre drogas "duras" y "blandas" es muy equívoca y da una imagen muy ingenua de la realidad.

La toxicomanía, ligada al consumo repetido de psicótropos, de drogas duras o blandas, conlleva una fuerte dependencia física o psíquica e incita a un progresivo aumento de la dósis. Los productos se administran, como norma general, por vía intravenosa, son muy tóxicos para sus usuarios y provocan efectos psíquicos particularmente intensos y despersonalizadores.

El "doping" significa la acción de tomar o administrarse estimulantes para mejorar una marca o una prestación, en el ámbito deportivo y también en cualquier otro. Desde esta óptica, un sujeto sano que utiliza un "dopante", trátese o no de una substancia psicoactiva, debe ser cuidadosamente diferenciado de un toxicómano.

El consumo de "dopantes" es una respuesta puntual a un problema específico, una respuesta necesaria con una meta precisa: obtener un aumento del rendimiento físico o intelectual, beneficiarse de un "latigazo" o recargar las baterías.

El consumo puntual no implica dependencia física o psíquica y no requiere de un aumento pro-

gresivo de la dosis.
La mayoría de los "dopantes" se puede ingerir oralmente, sin inyección, y su posible toxicidad puede ser perfectamente controlada. Será desdeñable si se hace un uso prudente bajo control médico.
Los efectos físicos y psíquicos provocados por los "dopantes" pueden, es cierto, ser fuertes o incluso intensos, pero se limitan siempre a un despertar, a una estimulación cerebral, a una lucha contra la fatiga muscular.
Los "dopantes" no amenazan a sus usuarios con llevarlos hacia la despersonalización, el decaimiento o embrutecimiento.
Aunque ciertos "dopantes" están prohibidos a los deportistas, "doparse" en la vida corriente significa ante todo sacar el máximo partido de sus potencialidades físicas y cerebrales con una finalidad positiva.
No se pretende distorsionar una realidad que se juzga inaceptable o asfixiante a fin de abstraerse, o huir de ella.
Drogarse significa una repulsa, un rechazo del mundo real, una búsqueda suicida, una insensata huída a los limbos imaginarios de la despersonalización.
"Doparse", en el mundo moderno, representa un proceso de integración a veces indispensable, un arma para afrontar la realidad.
Si está usted cansado, extenuado, deprimido, vacío, exprimido, agotado, o si simplemente no está en forma, existen muchos medicamentos fortificantes, tonificantes, estimulantes, revigorizantes, destinados a ayudarle a pasar un momen-

to difícil o a realizar un esfuerzo largo e intenso.
Estos medicamentos tienen unas formas de actuar, unas indicaciones y unas contraindicaciones variadas y precisas.
Se dividen en ocho clases distintas:
Las vitaminas.
Las sales minerales y los oligo-elementos.
Los fortificantes.
Los estimulantes cerebrales.
Los estimulantes respiratorios y cardiovasculares.
Los beta-bloqueantes.
Las hormonas anabolizantes.
Entre estos medicamentos, los reglamentos internacionales, como el C.O.I., distinguen tres clases de substancias "dopantes" propiamente dichas, que están prohibidas a los deportistas que compiten: los estimulantes (cerebrales, respiratorios y cardiovasculares), las hormonas anabolizantes y los beta-bloqueantes.
Aunque prohibidos a los deportistas por razones de ética de la competición, pueden ser útiles en algunos casos bien definidos y son inocuos si se utilizan de forma razonable.
El comité médico del C.O.I añade a esta lista dos clases suplementarias de substancias dopantes prohibidas:
Los narcóticos.
Los diuréticos.
No desarrollaremos el estudio de estas dos últimas clases de medicamentos. Efectivamente, los narcóticos son drogas duras (heroína, morfina) prohibidas por la ley, siempre peligrosas e inútiles como estimulantes, ya que tienden, en los

mejores casos, a calmar el dolor y, en los peores, a embrutecer.

Por lo que hace referencia a los diuréticos, los deportistas los utilizan para perder peso rápidamente en caso necesario, pero sobre todo para camuflar la toma ilícita de substancias prohibidas por los reglamentos.

Un sujeto con buena salud, deseoso de luchar contra el cansancio o mejorar sus prestaciones, no consumirá jamás narcóticos o diuréticos.

Se ha de hablar también de “doping” sanguíneo. Se trata de transfusiones de sangre fresca para eliminar la fatiga y permitir una recuperación completa e inmediata ante nuevas pruebas.

Está prohibido (por el comité médico del COI) para los deportistas que compiten, pero este método puede ser útil para revitalizar a ciertas personas en circunstancias bien determinadas y fuera del mundo de la competición deportiva.

LAS VITAMINAS

Las especialidades farmacéuticas que contienen una o varias vitaminas figuran entre los medicamentos más vendidos.

La utilidad vital de las vitaminas es considerable, ya que ocupan una posición clave en el metabolismo del organismo, en la encrucijada de todas las reacciones enzimáticas relacionadas con la producción de energía.

La mayoría de las vitaminas son utilizadas por varias razones en los medicamentos “dopantes”:

VITAMINA B1 (tiamina)

Su carencia conlleva lasitud, debilidad muscular, irritabilidad, depresión, pérdidas de memoria.

VITAMINA B6 (pirodoxina)
Ayuda sobre todo a la penetración en el organismo de otras substancias: el magnesio, por ejemplo, cuya carencia genera problemas nerviosos: somnolencia, irritabilidad.

VITAMINA B11 (ácido fólico)
Necesaria para el crecimiento y para la división celular.

VITAMINA B 12 (cianocobalamina)
Indispensable para la formación de glóbulos rojos y el mantenimiento trófico de las fibras nerviosas.

VITAMINA PP (ácido nicotínico)
Su déficit es responsable de importantes perturbaciones del sistema nervioso.

VITAMINA C (ácido ascórbico)
Vitamina energética por excelencia. Es un factor anti-estrés que aumenta las posibilidades de defensa del organismo permitiéndole adaptarse más fácilmente a circunstancias exteriores tales como el frío y el esfuerzo.
Cietos autores (Linus Pauling) han aconsejado tomar dosis importantes (varios gramos) de vitamina C cotidiana e indefinidamente para luchar contra todas las enfermedades y en particular contra el cáncer.

VITAMINAS D2 Y D3 (ergocalciferol y colecalciferol)

Juegan un papel esencial en la fijación del calcio y la constitución del esqueleto. Se utilizan también para tratar el nerviosismo y la hiperexcitación neuromuscular.

VITAMINA E (tocoferol)
Tiene una acción energética a largo plazo. Aumenta la resistencia y la longevidad.

Las auténticas carencias vitamínicas son raras. Provocan enfermedades muy definidas, como el escorbuto que afectaba a los navegantes privados durante largo tiempo de legumbres y frutas frescas. Sin embargo, nuestra alimentación ha cambiado tan radicalmente en el último cuarto de siglo que actualmente es a menudo desequilibrada. La mayoría de nosotros estamos en un estado de precarencia vitamínica, lo que justifica la utilización de fuentes exteriores.
Está establecido que un gran número de sujetos, en particular mujeres embarazadas, las personas adultas, las personas que sufren de problemas intestinales y los alcohólicos, presentan verdaderamente una creciente necesidad de vitaminas.
Las vitaminas tomadas en dosis demasiado fuertes pueden tener un efecto nefasto sobre la salud, ser responsables de vómitos, pérdidas de apetito, problemas gástricos e intestinales, enrojecimientos de la piel, aumentos del nivel de azúcar en la sangre, depósitos de calcio en las arterias y en los riñones (hipervitaminosis D) o diarreas e insomnios (vitamina C).

LAS SALES MINERALES Y LOS OLIGOELEMENTOS

Las sales minerales son los elementos metálicos presentes en cantidad importante en el organismo, los más representativos son el calcio, el magnesio, el potasio y el fósforo.

Los oligoelementos, por el contrario, existen en forma de metales o metaloides presentes en cantidades ínfimas (azufre, litio, cobalto, manganeso...) pero son indispensables para el buen desarrollo de las reacciones enzimáticas necesarias para la producción de energía.

Tiene una importancia primordial: interviene en la constitución de los huesos, en la actividad de contracción del corazón y de los músculos, así como en la conducción nerviosa y el metabolismo cerebral.

Las necesidades cotidianas de calcio (1 a 2 gramos por día) están raramente cubiertos por la alimentación; una aportación exterior será, pues, casi siempre bien recibida.

La falta de calcio contribuye a la fatiga muscular, a los calambres, a la tetanización, a los espasmos, así como al descenso del rendimiento cerebral.

Recordemos aquí que el metabolismo del calcio está controlado por la vitamina D así como por una hormona paratiroidea: la calcitonina.

Las dosis demasiado fuertes de calcio están contraindicadas en casos de insuficiencia renal o tendencia a los cálculos urinarios.

MAGNESIO

Constituye uno de los factores equilibradores del organismo. Está presente en todos los grandes metabolismos y es sobre todo necesario para la regulación de la tensión neuromuscular así como para el buen funcionamiento del sistema nervioso central.
Está admitido actualmente que las necesidades cotidianas del magnesio (de 8 a 15 miligramos por día) están lejos de ser aseguradas por la alimentación y que es indispensable un aporte exterior. Espasmos, temblores, calambres, cansancio, irritabilidad, pérdidas de memoria, depresión, insomnios, son las consecuencias más frecuentes del déficit de magnesio.
Dosis demasiado fuertes de magnesio están contraindicadas en caso de enfermedades renales.

POTASIO

Es igualmente un metal que interviene en la excitabilidad neuromuscular, en particular a nivel cardíaco.
Una baja de potasio, espontánea o provocada por los diuréticos (medicamentos que aumentan la cantidad de orina) o el uso prolongado de laxantes, conlleva fatiga muscular, calambres y aceleración del ritmo cardíaco.

FOSFORO

Es indispensable para el buen estado del tejido óseo y para el funcionamiento de las células cerebrales, y puede también, aunque menos frecuentemente, ser insuficiente en la alimentación, lo cual conlleva un descenso de la eficacia cerebral y fragilidad ósea. El aporte fosforado deseable (de 1 a 1½ g por día) de origen externo combate eficazmente los estados de fatiga intelectual.

OLIGOELEMENTOS

Presentes en cantidades ínfimas en nuestro cuerpo, son aportados por nuestra alimentación en cantidad suficiente. En realidad, los fertilizantes químicos son factores de carencias y muchos minerales que participan en las reacciones energéticas son globalmente deficitarios.
Estos hechos justifican ciertas terapias que intentan combatir el cansancio temporal con el aporte a largo plazo de cobre, cobalto y manganeso.

LOS FORTIFICANTES

Los aminoácidos entran en la constitución de las proteínas, que son el material de base de nuestras células.
Las enzimas provocan o ayudan las reacciones bioquímicas que culminan en la síntesis de las proteínas.
Es lógico pensar que un aporte exterior de aminoácidos y de enzimas pueda restablecer un equilibrio deficiente, tanto a nivel muscular como cerebral.
Numerosos reconstituyentes y fortificantes realizan su función de "dopantes" asociando en su composición aminoácidos, extraídos de órganos, constitutivos de las células nerviosas y musculares, lo cual aumenta su rendimiento energético.

LOS ESTIMULANTES CEREBRALES

Con los estimulantes cerebrales abordamos las substancias "dopantes" en el verdadero sentido de la palabra, es decir, los productos susceptibles de aumentar transitoriamente las posibilidades cerebrales de un individuo.

Se distinguen los estimulantes cerebrales o "psicoestimulantes" las anfetaminas y los psicoestimulantes no anfetamínicos.

ANFETAMINAS.

Substancias sintéticas derivadas de la feniletilamina, tienen una acción estimulante muy pronunciada sobre el sistema nervioso central y el comportamiento en general.

El uso estrictamente médico de las anfetaminas es actualmente muy restringido. Se limita al tratamiento de los niños que presentan problemas hipercinéticos, para disminuir ciertos síntomas de la enfermedad de Parkinson, para reducir los efectos de la narcolepsia (enfermedad que produce el sueño espontáneo de forma repetida e imprevisible) y para combatir las intoxicaciones por barbitúricos.

Las anfetaminas fueron muy utilizadas en curas de adelgazamiento, ya que mitigan el hambre. Todos los reductores de apetito aún disponibles actualmente son derivados de las anfetaminas, aunque sus propiedades estén claramente atenuadas.

En un individuo con buena salud, las anfetaminas sirven para aumentar la resistencia, para mejorar sus capacidades en el cuadro de las competiciones deportivas, para estimular los procesos mentales durante actividades cerebrales sosteni-

das, para mantener el estado de vigilia y para obtener un estado eufórico.
Recordemos que aunque las anfetaminas están estrictamente prohibidas a los deportistas en las competiciones, no provocan ni toxicomanía ni dependencia cuando son absorbidas regularmente en pequeñas dosis (10 a 50 mg por día) y por vía oral. Utilizadas con prudencia mantienen el estado de vigilia, estimulan el sistema nervioso central, limitan el apetito, producen euforia y aumentan la líbido.
En dosis más elevadas, administradas comunmente por vía intravenosa, pueden, por el contrario, provocar la aparición de una auténtica toxicomanía con excitación psicomotriz, insomnio, taquicardia, hipertensión arterial, temblores, adelgazamiento intenso, problemas psíquicos graves y riesgo de colapso cardiovascular mortal.
Los anorexígenos (para quitar el apetito), substancias próximas a las anfetaminas, no presentan estos peligros y sus propiedades psicoestimulantes las hacen valiosas para aquellos que buscan una disminución de la fatiga física o nerviosa. También están clasificados entre las substancias "dopantes" prohibidas a los deportistas.

PSICOESTIMULANTES NO ANFETAMINICOS.

El más conocido es la cafeína. Combaten el agotamiento nervioso, las pérdidas de memoria y ayudan a llevar a buen fin un trabajo cerebral difícil.
La cafeína se utiliza asociada a otras substancias en la composición de numerosos medicamentos, pero también se puede consumir sola, en forma de café (una taza de café fuerte contiene 100 mg

de cafeína) o de ampollas inyectables intravenosas de 250 mg.

La cafeína es ciertamente el estimulante más utilizado en el mundo; se encuentra en estado natural en los granos de café, las hojas de té, las nueces de cola, las semillas del cacao, las hojas de mate. Su acción estimulante actúa principalmente sobre el sistema nervioso central, y se traduce en reducción del cansancio, aumento del rendimiento cerebral o motor, aumento de la sensibilidad a los estímulos sensoriales y disminución de los tiempos de reacción.

Está prohibida a los deportistas en competición aunque, en realidad, sus peligros e inconvenientes son débiles: con fuertes dosis cabe la posibilidad de excitación, insomnio, dolores de cabeza, taquicardias y palpitaciones.

Numerosos psicoestimulantes no anfetamínicos utilizan substancias diversas como el deanol (dimetilaminoetanol), el piracetam, la fenozolona, el fipexida e incluso numerosos aminoácidos (ácido N-acetil-aminosucinato bipotásico) y coenzimas destinadas a aumentar el rendimiento de las células nerviosas.

A diferencia de la cafeína, estas últimas substancias están autorizadas para los deportistas. Sus efectos se caracterizan igualmente por una aceleración de los metabolismos, una estimulación de las funciones intelectuales, de la atención, de la memoria, de la actividad; en fin, por una recuperación más rápida. Sus inconvenientes son mínimos si se manejan razonablemente. En caso de dosis excesivas hay posibilidad de insomnio, irritabilidad y ansiedad.

Recordemos que la vitamina C, aparte de sus propiedades energéticas, desintoxicantes y para combatir la fatiga, tiene una acción excitante reconocida, lo que explica que se encuentre a menudo en la composición de numerosos psicoestimulantes.

LOS ESTIMULANTES RESPIRATORIOS Y CARDIOVASCULARES

Estos medicamentos, utilizados como "dopantes" por un sujeto con buena salud, sirven para aumentar las posibilidades respiratorias, para estimular el músculo cardíaco y para hacer subir la tensión arterial.

El aumento de las posibilidades respiratorias incrementa la oxigenación de los músculos y del cerebro, facilitando así la recuperación. Los grupos musculares afectados por el esfuerzo se vuelven más rápida y completamente operativos. La vigilia y la voluntad son más inmediatos y más sostenidos.

Los estimulantes cardiovasculares actúan sobre las contracciones del corazón y el flujo cardíaco. La tensión arterial sube, las arterias se dilatan. La resistencia al agotamiento muscular aumenta. La sensación de fatiga disminuye. El cerebro, mejor oxigenado, es más apto para procesos intelectuales intensos.

Los estimulantes cardiovasculares y respiratorios están prohibidos para los deportistas en competición. Sólo el Heptaminol no figuró nunca en la lista del COI y desapareció en 1987 de la lista de substancias prohibidas por la Unión Ciclista Internacional (UCI).

A pesar de estas prohibiciones, las sustancias estimulantes de la respiración y del sistema cardiovascular presentan pocos peligros. Se señala la posibilidad, en caso de tomar dosis importantes, de reacciones de intolerancia, diarreas, hipertensión arterial, hormigueos en los dedos, accesos de tos, acaloramientos, estados de agitación motriz. En realidad, estos efectos indeseables sólo aparecen en el caso de empleo de dosis masivas; en las dosis aconsejadas, estas substancias pueden ser manejadas con confianza.

LOS BETA-BLOQUEANTES

Constituyen una clase muy particular. En efecto, de ellos no se espera una disminución de la fatiga muscular o un aumento de los rendimientos físicos e intelectuales.

Los beta-bloqueantes impiden que se manifiesten las descargas de adrenalina. Hacen latir el corazón más lentamente, bajan la tensión arterial y disminuyen la excitabilidad neuromuscular.

Su interés esencial radica en que mejoran la estabilidad emocional, la concentración, la relajación. Sobre todo, eliminan el nerviosismo dejando intactas las posibilidades intelectuales.

Están todos prohibidos a los deportistas en competición. Sus peligros en caso de dosis muy fuertes o prolongadas son reales: peligro de fatiga intensa, insomnio rebelde, depresiones, pérdida de la líbido, insuficiencia cardíaca, muerte súbita.

Por el contrario, la utilización puntual de un beta-bloqueante como método "antinerviosismo" no presenta inconveniente. Se pueden aconsejar antes de pasar un examen, de presentar una prueba oral temida o de pronunciar un discurso especialmente esperado. Numerosos políticos, ejecutivos y estudiantes los utilizan cuando su estabilidad emocional debe mantenerse firme.

LAS HORMONAS

Las hormonas masculinas, naturales o sintéticas, producen efectos estimulantes, excitantes y euforizantes. Tienen igualmente la propiedad de acelerar la síntesis de proteínas y de aumentar, consecuentemente, el crecimiento muscular. Tienen un efecto anticansancio, sobre todo en las personas mayores, las que han tenido un fuerte adelgazamiento y las convalecientes.
Todas las hormonas masculinas ayudan a la fabricación de los músculos (conjuntamente con una alimentación rica en proteínas), mejoran las posibilidades físicas, estimulan la voluntad y la agresividad, contribuyen a retrasar la aparición de la fatiga. También tienen una acción muy positiva en la función sexual masculina, aumentando el rendimiento en este área.
La cortisona, hormona antiinflamatoria segregada por las glándulas suprarrenales, está considerada como la mejor arma en la lucha contra el estrés. Son bien conocidos, sus efectos sobre la "psique": estimular la voluntad y producir sensación de euforia y de fuerza de ahí que personas sanas la utilicen como estimulante.
Las hormonas femeninas, sobre todo las estrógenas, utilizadas a partir del período de la pre-menopausia, mejoran el humor y el tono, combaten la fatiga y las tendencias depresivas. En el plano sexual, la toma de estrógeno estimula la líbido

femenina y favorece localmente la elasticidad de la vagina, indispensable para relaciones satisfactorias e indoloras.

Las hormonas anabolizantes (de construcción muscular), naturales o de síntesis, están prohibidas a los deportistas en competición. Y es correcto. Los atletas las usaron de forma excesiva en algunos tipos de competición donde la importancia de la masa muscular es determinante (halterofilia, boxeo, carreras de fondo...). Los peligros eran reales y graves: alteraciones y cáncer de hígado, esterilidad y atrofia de los testículos, infartos, masculinización definitiva de las mujeres (modificación de la voz, abundante vellosidad), rupturas musculares, hipertensión...

Sin embargo, el uso lícito de anabolizantes bajo control médico y en dosis prudentes, produce efectos positivos indiscutibles en las funciones musculares y sexuales.

La cortisona, también prohibida a los deportistas, presenta igualmente un gran número de efectos secundarios indeseables y peligrosos, como peligros de úlceras estomacales, diabetes, descalcificación y debilitamiento de los sistemas de defensa del organismo.

En realidad, estos problemas serios sólo aparecen durante los tratamientos largos que necesitan dosis importantes de este producto. Aquí también, el uso puntual podrá ser benéfico y sin peligro de lesión grave.

Las hormonas femeninas, en particular las estrógenas, no figuran en la lista de substancias prohibidas a los deportistas ya que su uso y sus efectos estimulantes están limitados a un grupo de personas determinado: el de las mujeres en período de pre-menopausia.

Como hemos indicado, nuestro concepto de substancias "dopantes" excluye formalmente dos tipos de productos: los narcóticos y los diuréticos (aunque estén incluidos en la lista de medicamentos estrictamente prohibidos a los atletas por las autoridades médicas deportivas y por los reglamentos internacionales).

Vamos a explicarnos brevemente.

Los narcóticos incluyen los morfínicos (opio, morfina, codeína, heroína...) y los derivados del canabis (hachís y marihuana).

Las morfinas, algunas de las cuales están prohibidas por la legislación de estupefacientes (heroína), son ante todo medicamentos contra el dolor o, mejor dicho, convierten al sujeto insensible al dolor. Permiten a un boxeador aguantar los golpes o a un herido continuar un partido o una carrera, pero su acción euforizante se limita rápidamente a causa de sus efectos sedantes que conllevan somnolencia, apatía y embotamiento. Esto no es lo que nosotros esperamos de un estimulante.

Los derivados del canabis (hachís y marihuana) están prohibidos por las leyes sobre estupefacientes. También son euforizantes y suprimen las inhibiciones. Sobre todo, reducen la atención, crean distorsiones temporales y perturban la memoria. Si un toxicómano puede desear tales sensaciones, un individuo sano y deseoso de mantener su eficiencia huirá de ellas como de la peste.

Los diuréticos, también prohibidos a los deportistas, en ningún caso son "dopantes". Recordemos que sirven ante todo para perder peso antes de una competición. Se utilizan igualmente para camuflar la absorción de substancias prohibidas ya que, en caso de control, los diuréticos reducen su concentración en la orina. No hablaremos de sus peligros potenciales, que son numerosos.

Queda, en fin, el problema de la cocaína. Es una auténtica droga estimulante. Este alcaloide proviene de las hojas de coca (erythroxylon coca) y se obtiene igualmente por síntesis química.

La cocaína forma parte de las substancias prohibidas a los deportistas desde 1967. Su uso está igualmente prohibido por las leyes sobre estupefacientes. Por lo cual la excluimos de esta obra consagrada a los "dopantes" utilizables legalmente.

SUBSTANCIAS Y MEDICAMENTOS VECINOS

Un cierto número de medicamentos prescritos a los enfermos ansiosos, que padecen insomnio, depresión o síndromes dolorosos agudos o crónicos, pueden tener efectos parecidos a los de los estimulantes en la medida que el resultado más perceptible será el de reducir la fatiga.

Sin embargo, hay que distinguirlos cuidadosamente de los verdaderos "dopantes" por dos causas:

1) están prescritos para personas enfermas.

2) la estimulación que aportan es *secundaria* para la reducción del síntoma fatiga, sea éste el cansancio de los que no duermen, de los que la ansiedad agota por el camino de la hiperexcitabilidad neuromuscular, la fatiga de la depresión nerviosa o la engendrada por los dolores crónicos.

Los ansiolíticos, los somníferos y los antálgicos no son utilizados como estimulantes a causa de sus efectos sedantes, y de la disminución de la atención, así como del relajamiento muscular, que provocan.

Los antidepresivos, aunque sean por definición estimulantes del humor, no son substancias que permitan superarse: no tienen ningún efecto sobre un sujeto sano (salvo efectos secundarios desagradables) y su acción es retardada, pues no se manifiesta sino después de dos o tres semanas de tratamiento.

Ya hemos señalado que la cafeína es, sin lugar a dudas, el estimulante más utilizado en el mundo. Otros dos productos de consumo corriente comparten este privilegio: el alcohol y el tabaco.

El alcohol, llamado en el lenguaje corriente alcohol etílico (etanol), está presente en diferente graduación en el vino, la cerveza, la sidra y las bebidas alcohólicas en general. Tomado en bajas dosis ejerce primeramente un efecto psíquico estimulante, eliminando las inhibiciones y procurando una mejora de los resultados intelectuales y motrices. Estos efectos pasajeros se acompañan de una acción sedante y ansiolítica.

Sin embargo, se constata rápidamente una disminución de la motricidad y de las posibilidades mentales, llegando hasta la confusión y las dificultades de habla de las personas beodas.

En cuanto a los efectos del alcoholismo crónico en el cuerpo, van desde la cirrosis hasta las enfermedades neurológicas graves, pasando por modificaciones profundas de la personalidad.

Si el alcohol representa efectivamente un antiestresante útil en bajas dosis, su consumo regular y/o excesivo sólo conlleva resultados negativos. No está prohibido a los deportistas, pero sí púdicamente "sometido a ciertas restricciones".

La nicotina, principal alcaloide del tabaco, se fuma, se inhala o se mastica en el mundo entero desde que Cristóbal Colón descubrió el tabaco

en América Central en 1492.
El tabaco ejerce efectos estimulantes y antiestresantes, disminuye la sensación de hambre, mejora el nivel de atención y relaja el humor. Su efecto es muy rápido, sea en la concentración o en la relajación.
Según las últimas estadísticas el 39% de los médicos fuma; sin embargo, la nicotina no es una substancia anodina. Conlleva una habituación, es tóxica para el sistema nervioso, hace subir la tensión arterial y acelera el corazón. Aumenta la viscosidad sanguínea, favoreciendo arteritis e infartos. En cuanto al alquitrán, su acción cancerígena está bien establecida.
El tabaco no figura en ninguna lista de productos prohibida a los deportistas. Recordemos que en 1983, en Roma, Thierry Vigneron fumó un cigarrillo inmediatamente antes de batir el récord del mundo de salto de pértiga (5,83 m.).

CONSIDERACIONES Y ADVERTENCIAS

El que se enfrente con ánimo consumista a la lista de medicamentos aquí reseñada, es necesario que tenga muy presente las siguientes consideraciones y advertencias:

1) **No debe tomar medicamentos si no son necesarios.** De todas formas, los tratamientos han de ser lo más breves posible y en el caso de ciertas medicaciones, como son los estimulantes (por ejemplo, los utilizados para ayudar en dietas de adelgazamiento...), los períodos, deben ser discontínuos además de cortos.

2) La relación de medicamentos mencionada es meramente divulgativa y por ello no puede ser técnicamente exhaustiva, en el sentido de que en ella no se reflejan todas las aplicaciones de cada medicamento ni las pautas completas de tratamiento, tampoco todas las posibles contraindicaciones o sus efectos secundarios o adversos, ni las posibles interacciones de unos medicamentos

con otros u otras clases de substancias (alcohol, alimentos,...). Por lo tanto, antes de iniciar un tratamiento, **consulte a un médico o farmacéutico y lea siempre las instrucciones del prospecto.** Vigile la aparición de síntomas anormales o efectos secundarios.

3) Como norma general, y por inofensiva que parezca la medicación, **nunca** se automedique si está **embarazada** o en el período de **lactancia;** tampoco debe hacerlo si padece alguna (otra) **enfermedad.** Igualmente, los **niños** requieren una atención especial y no han de ser medicados arbitrariamente.

4) **Los deportistas de competición,** si no quieren tener disgustos sobreañadidos, harán bien en consultar en cada caso las listas de productos prohibidos por los diferentes organismos competentes.

5) Se ha de tener en cuenta que una medicación "dopante" supone un crédito con cargo al propio cuerpo. Procure, pues, no exceder de los límites que puedan ser financiables, ni pedir nuevos créditos para pagar los antiguos. El querer is más allá de esos límites supondrá la quiebra de su organismo y, muchas veces, la ruina irrecuperable.

Recuerde como tema de reflexión, y sepa aplicarlo a su caso particular, que "nunca una tirada de dados ha cambiado la suerte".
Al ingerir un medicamento se producen en el or-

ganismo una serie de reacciones. Unas se consideran positivas o deseadas (acción terapéutica) y otras negativas o no deseadas (reacciones adversas, efectos secundarios); pero incluso estas consideraciones son relativas, ya que los efectos deseados pueden llegar a convertirse en indeseables según la circunstancia personal del paciente, y viceversa.

La conclusión es que los medicamentos no son substancias (neutras) inertes, y el que se obtengan unos resultados u otros depende fundamentalmente de tres factores:

a) De la naturaleza del medicamento.
b) Del modo de empleo, dosificación y duración del tratamiento.
c) De la circunstancia temporal del individuo que lo toma (naturaleza de la persona, medicación que toma en el momento,...).

Por ello, en las sociedades organizadas siempre se ha establecido una clasificación de determinadas substancias reservando el control y el uso de las que se presumen más potentes a personal especializado, ya sean brujos, médicos, etc.

La justicia u oportunidad de tal medida escapa a la intención de este comentario que sólo pretende explicar la existencia de unas normas y restricciones para poder adquirir determinadas substancias, en este caso medicamentos.

En España, la regulación de la dispensación de substancias medicamentosas puede resumirse de forma muy simplificada según el siguiente esquema:

a) Substancias que pueden dispensarse sin receta. Se deja a la discrecionalidad del individuo (paciente) la adquisición y uso del producto.
b) Substancias que deben dispensarse bajo control médico y farmacéutico mediante el empleo de recetas. Dentro de este grupo se pueden establecer tres grandes subgrupos según el tipo de receta o control exigido:

1) Receta médica. Se puede prescribir medicación para un período máximo de tres meses.

2) Receta de psicótropos. En forma resumida, sólo se podrá prescribir y dispensar un único envase por receta.

3) Receta de estupefacientes. Son los que requieren un control más estricto, precisándose una receta de características especiales en la que, como norma general, no puede prescribirse mayor cantidad que la considerada como dosis terapéutica para cuatro días.

En España, la mayoría de los medicamentos que aquí se han indicado como de venta libre, por transposición de lo que ocurre en Francia, necesitan, desde el punto de vista legal, ser recetados para poder ser dispensados; aunque en la práctica muchos de ellos pueden ser adquiridos normalmente sin la correspondiente receta.

"DOPANTES" FISICOS Y MUSCULARES, FORTIFICANTES, TONIFICANTES

El cansancio físico que, como veremos más tarde, está ligado al cansancio psíquico concierne en nuestro país a una de cada tres personas.
No todos van a ver al médico pero, generalizando, el síntoma de fatiga representa alrededor del 60 % de las causas de consulta médica. Entre esta inmensa cohorte de pacientes cansados, el médico reconoce rápidamente a los que están auténticamente enfermos.
Son relativamente poco numerosos (del 10 al 25%) y padecen una afección más o menos grave de la cual el cansancio es la señal de alarma reveladora.
Una vez establecido el diagnóstico, el tratamiento del "cansancio-enfermedad" se confunde con el de su causa. En lenguaje médico se trata de un tratamiento etiológico y puede tratarse, por ejemplo, de reforzar el corazón, hacer bajar la tensión arterial, extirpar un cáncer, cuidar una tuberculosis, equilibrar a un diabético o regular la glándula tiroides.
Por suerte, la inmensa mayoría de las personas cansadas no están enfermas. Incluso pueden tener un estado de salud excelente.

Simplemente están fatigadas...
Se trata de un "cansancio-de-modo-de-vida" acumulado a base de obligaciones diversas, estrés físico y psicológico, "surmenage" escolar, doméstico o profesional.
La fatiga muscular es el primer estado de esta fatiga-modo-de-vida. Para combatirla será útil y saludable un fortificante, un tonificante o un estimulante físico.
El cansancio físico se manifiesta sobre todo por la noche. No se acompaña de desesperación o ideas lúgubres. Se mejora con el descanso y el sueño. Se conserva el apetito. El dolor es raro, limitándose a manifestaciones musculares: agujetas o calambres.
El sueño, si es suficiente, no será perturbado. El estado nervioso permanece equilibrado, el humor normal y las facultades intelectuales no se modifican.
Hemos seleccionado 177 medicamentos útiles casi exclusivamente para el cansancio físico, aunque algunos de ellos se puedan utilizar también como estimulantes sexuales.
Según se trate de vitaminas, sales minerales, reconstituyentes u hormonas anabolizantes, ayudarán a recuperarse más rápidamente, a resistir esfuerzos importantes, a luchar contra la fatiga y a desarrollar fuerza o musculatura.
Permitirán aumentar sus posibilidades físicas, ir más rápido, más lejos y durante más tiempo.

AC CRISINA (V.L.)
ABESIRA (V.L.)
* ABLACTON (V.R.)
ABROGAN (V.L.)
* ACTIFRAL AD_3 (V.L.)
ACTILEVOL C (V.L.)

* ACTIMAG (V.L.)
ACTIPHOS (V.L.)
ACTIVETAN (V.L.)
* ACTIVIN (V.L.)
* ALGOMEN (V.L.)
ALIMENTONE (V.L.)
ALSOCAR (V.L.)
* AMBRITAN (V.L.)
AMINOVEINTE (V.L.)
ANABOLICO NAVARRO (V.L.)
APISERUM (V.L.)
APORVIT (V.L.)
*** ARCALION 200 (V.L.)
ARGIPLEX (V.L.)
ARNICA 4-5-7 CH (V.L.)
* ASMATER (V.R.)
* ASPARTONO (V.L.)
* ASPIRINA UPSA (V.L.)
ASTENOLIT (V.L.)
* ATEPODIN (V.L.)
* AUXINA A–D(V.L.)
AUXINA E (V.L.)
BENADON (V.L.)
* BENOXOL B_1 B_6 B_{12} (V.L.)
BESTER COMPLEX (V.L.)
BETRIPLE (V.L.)
* BIFORT (V.R.)
* BIO STAR (V.L.)
BIOFOSFORO (V.L.)
* BIOMAX (V.L.)
* CAL DE LE (V.L.)
CALCIPOT FLUOR (V.L.)
CALCITONINA (V.R.)
CALCIUM SANDOZ VIT-C (V.L.)
CALTON CARNITINA (V.L.)
CARNIBION (V.L.)
CARNICOR (V.L.)
CARNITICAL (V.L.)
CEBION (V.L.)
CECRISINA (V.L.)
** CLINADIL COMPOSITUM (V.R.)
CONDUCTASA (V.L.)
COSERINE UTP FORTE (V.L.)
* COULDINA (V.L.)
CRCI BABY (V.L.)
CRONODINE (V.L.)
DAYAMINERAL (V.L.)
* DECA DURABOLIN 50 (V.R.)
DESARROL (V.L.)
DIET INTER ALGAS (V.L.)
* DOCATONE (V.R.)
DUCTON (V.L.)
DYNAMOGEN (V.L.)
* EFORTIL (V.L.)
ELEUTEROCOCUS T.M. (V.L.)
EMBRIOGLOBINA (V.L.)
* ENOFOSFORINA VIGOR (V.L.)
EQUISETUM T.M. (V.L.)
EPHYNAL (V.L.)
FERRIWAS B_{12} FUERTE (V.L.)
FERRO SEMAR (V.L.)
FHERBOLICO (V.R.)
FOSFOR (V.L.)
FOSFARGINIL (V.L.)
*FOSFOTONICO (V.L.)
* FOSGLUTEN REFORZADO (V.L.)
* FRENADOL (V.L.)
GAMEVAL (V.L.)
* GERVITAL (V.L.)
GEVRAL (V.L.)
GINSENG LEO (V.L.)
GINSEGN COMPOSITIUM (V.L.)
GINSENG PLUS (V.L.)
* GLOBUMAN BERNA (V.L.)
GLUDODULCO (V.L.)
GRAMOCE A (V.L.)
GUROSAM (V.L.)
H.C.G. (V.R.)
HEPACOMPLET B_{12} TRIPLE (V.L.)
** HEPTAMINOL RHODIA (V.R.)
HEANZYME (V.L.)
HIDROALTESONA (V.R.)
** HIDROFEROL (V.R.)
HIDROPOLIVIT MINERAL (V.L.)
* HIDROXIL B_1 B_6 B_{12} (V.L.)
HIGADO POTENCIADO MEDIC (V.L.)
HUBBERGRIP (V.L.)
* HUBERNOL (V.L.)
* IBERCAL (V.L.)

IMFERON B_{12}(V.L.)
* INCEN (V.L.)
* INDUSIL (V.L.)
JUNIORMEN (V.L.)
K CL. RETARD (V.L.)
LEVALIVER (V.L.)
* LEDOVIT A D (V.L.)
LEVOTHROID 50 mg (V.R.)
LIFATON ADC (V.L.)
LIPOGERON (V.L.)
MAG 2 (V.L.)
MAGNESIUM PYRE (V.L.)
MAGNESTON (V.L.)
MAGNOGENE (V.L.)
MARLIDAN (V.L.)
MEDEBIOTIN (V.L.)
MEDEREBRO COMPUESTO (V.L.)
* METABOLICUM (V.L.)
METILEMA (V.L.)
MICEBRINA (V.L.)
MULTIBIONTA MINERAL (V.L.)
NECTHAR CAL (V.L.)
NEO LACRIM (V.L.)
NUVACTHEN DEPOT (V.R.)
OXITOSONA (V.R.)
* PANHOR (V.L.)
PATELEN (V.L.)
PERIACTIN (V.L.)
* PHARMATON COMPLEX (V.L.)
PLACENTA (V.L.)
PLEO VITAMIN (V.L.)
PLEOCORTEX 200 (V.L.)
PODERTONIC (V.L.)
* POLI ABE
* POLIPLACEN F (V.L.)
POTASION (V.L.)
* PRIMODIAN DEPOT (V.R.)
** PROGYNOVA (V.R.)
PROTENZYMA (V.L.)
* PROTERGAN (V.L.)
RAVIGONA (V.L.)
REDOXON (V.L.)
REGEPAT (V.L.)
REKORD B_{12} (V.L.)
ROCATROL (V.L.)
ROCHEVIT (V.L.)
* SALICILINA CAFEINA (V.L.)
SALUDAMIN (V.L.)
SARCOLACTIC ACID (V.L.)
* SARGENOR (V.L.)
SARIDON (V.L.)
SECABIOL (V.L.)
SOLCOSERYL (V.L.)
* SORBENOR (V.L.)
SPIRULINA OIKOS (V.L.)
STEROGYL (V.L.)
* SUPRACE (V.L.)
TARDYFERON (V.L.)
* TEBERTIN (V.L.)
* TEDRAL (V.R.)
* TESTEX (V.L.)
* THEO DUR (V.L.)
* TOMEVIT (V.L.)
TON WAS (V.L.)
TOTHEPAL (V.L.)
TRANSFUSINE (V.L.)
TREBONAL (V.L.)
TRINSICON (V.L.)
TRIOMINIC CAFEINA (V.L.)
* TRIPLE ROBERT (V.R.)
VENOCAINA MIRO (V.R.)
VICOMIN AC (V.L.)
VIGANTOL (V.L.)
VIGOR COMPLEX (V.L.)
VITABONIFEN FUERTE (V.R.)
VITAGAMA FLUOR (V.L.)
VITAMINEX (V.L.)
VITAVEINTE (V.L.)
VITESTABLE (V.L.)
VIVALEN (V.L.)
* WINSTROL (V.R.)
YECTOFER COMPUESTO (V.L.)

"DOPANTES" CEREBRALES Y PSICOESTIMULANTES

El "cansancio-modo-de-vida" sólo raramente se limita al agotamiento físico debido a la acumulación de actividades diarias. Evoluciona rápidamente hacia un cansancio nervioso denominado astenia funcional o psicoastenia.

A diferencia de la fatiga muscular o fisiológica ("normal"), la psicoastenia se manifiesta sobre todo por la manaña y se asocia a una falta de forma física e intelectual. Los períodos de fatiga intensa, como un golpe brutal, aparecen a menudo.

Este cansancio matinal se acompaña habitualmente de problemas de sueño: insomnios, dificultades para dormirse o precoces despertares con imposibilidad de volverse a domir.

El reposo, cuando es posible, calma poco la psicoastenia y a veces la agrava.

Síntomas generales acompañan este estado de fatiga crónica y muestran a la vez hiperexcitabilidad neuromuscular y descenso de la fuerza vital a causa del agotamiento de las "baterías". Los más frecuentes son: dolores difusos, dolores de cabeza y migraña, sensaciones vertiginosas, zumbidos en las orejas, hormigueos en las extremidades... Los problemas digestivos son habituales: aerofagia, hinchazón abdominal, colitis espasmódica, diarreas o estreñimientos. Las perturbaciones del apetito provocan adelgazamiento o aumento de peso.

La ansiedad es constante, nerviosismo, inestabilidad e irritabilidad completan el cuadro de la psicoastenia.

Las manifestaciones psíquicas e intelectuales son las más molestas: pérdida y fallos de memoria, confusión en el habla, dificultades de concentración, pérdida de la eficacia en el razonamiento, ideas lúgubres, apatía o agresividad.

Estos estados, bien conocidos por quienes los sufren, pueden llegar al límite de lo patológico y rayar en la depresión nerviosa. Pero no se trata de depresión en el sentido médico del término, sino más bien de la reacción de abandono de un individuo sometido durante demasiado tiempo a tensiones apremiantes.

No son los medicamentos destinados a luchar contra la ansiedad y la congoja los que podrán restablecer y dinamizar a quien se encuentre en tal estado de fatiga.

Los ansiolíticos sirven como máximo para encubrir las cosas y hacerlas soportables. La única actitud positiva consiste en reducir la hiperexcitabilidad neuromuscular reequilibrando el metabolismo del organismo, mientras se estimula la "psique" recargando sus reservas de energía mental gracias a un psicoestimulante eficaz.

Entre los 153 medicamentos elegidos en esta segunda lista se encuentran los tratamientos iónicos y vitamínicos destinados a restablecer el funcionamiento óptimo del cuerpo, y también los "dopantes" para vencer la melancolía y recobrar el optimismo.

Combatir la psicoastenia no es la única circunstancia en la que puede ser beneficioso o indispensable tomar un estimulante cerebral. Si hay que hacer un trabajo intelectual importante y sostenido, sea para pasar una prueba, establecer una relación, dedicarse a la creación artística o literaria, se tiene a la vez que evitar la fatiga física y aumentar las capacidades de asociación, concentración y memorización. El uso de un psicoestimulante permite no rendirse ante una labor que podría parecer superior a las posibilidades y sobre todo procura la agilidad de espíritu y el dinamismo necesario para el éxito.

Los psicoestimulantes y entre ellos, los oxigenadores de las células nerviosas, sirven igualmente para combatir los efectos del envejecimiento cerebral. La involución de las funciones intelectuales no es una fatalidad de la edad. A partir de los cincuenta años la aparición progresiva de un descenso de las capacidades mentales o de una tendencia a la somnolencia debe darles la señal de alarma. Si no hay patología específica, la utilización regular de tónicos cerebrales le ayudará a guardar un espíritu joven y un pensamiento claro.

Algunos medicamentos con efectos mixtos constituyen igualmente "dopantes" físicos y musculares.

ACINETIL BEBIBLE (V.L.)
* ACTICINCO (V.L.)
* ACTIFRAL AD_3 (V.L.)
ACTIVETAN (V.L.)
ADUDIL (V.L.)
ALSOCAR (V.L.)

* AMINOVEINTE (V.L.)
* ANGIOSEDANTE (V.R.)
* ANTIOBES RETARD (V.R.)
* APSEDON (V.R.)
*** ARCALION 200 (V.L.)
ASCORBAMINA INFANTIL (V.L.)
ASCORBAMINA 1500
* ASMATER (V.R.)
* ASMOHUBBER (V.L.)
* ASPARTONO (V.L.)
* ATEPODIN (V.L.)
BECOZYME (V.L.)
* BENEXOL B_1 B_6 B_{12} (V.L.)
BESTER COMPLEX (V.L.)
BIO STAR (V.L.)
BIOFOSFORO (V.L.)
* BONIFEN (V.L.)
CAFERSONA (V.L.)
CEBION (C.L.)
* CELESTONE ORAL (V.R.)
** CENTRAMINA (V.R.)
CEREBRUM COMPOSITUM (V.L.)
CEREMENTE (V.L.)
** CERVOXAN (V.L.)
CETABOL (V.L.)
CEFALOCATAVIN (V.L.)
* CICLOFALINA (V.L.)
* CIRCULARINA (V.L.)
** CLINADIL COMPOSITUM (V.R.)
* COGITUM (V.L.)
* CORAMINA (V.L.)
* DELGAMER (V.R.)
* DENUBIL (V.L.)
* DESATEN (V.L.)
* DEVINCAL (V.L.)
** DEXEDRINE SPANSULE (V.R.)
* DICEL (V.R.)
* DICLAMINA (V.R.)
* DIEMIL (V.R.)
DIERTINE FORTE (V.L.)
DIET INTER ALGAS (V.L.)
DORAXO (V.L.)
DUXOR (V.L.)
* EFEDRINA LEVEL (V.L.)
ELORGAN (V.L.)
* ENOFOSFORINA VIGOR (V.L.)
EPANUTIN (V.R.)
* FALAGAN (V.R.)
FARNIDASA (V.L.)
FERLASIN (V.L.)
* FINEDAL (V.R.)
* FIPEXIUM (V.L.)
FOSFOR (V.L.)
FOSLIP (V.L.)
GADIONAL (V.L.)
GELSEMIUM 5 CH o 7 CH (V.L.)
GINSENG LEO (V.L.)
GLUTANEURINA B_6 FTE. (V.L.)
GLUTANEURINA E (V.L.)
GRAMOCE A (V.L.)
* GRASMIN (V.R.)
* GYNODIAN DEPOT (V.R.)
HEPACOMPLET B_{12} TRIPLE (V.L.)
** HEPTAMINOL RHODIA (V.R.)
HIDROALTESONA (V.R.)
** HIDROFEROL (V.R.)
* HIDROXIL B_1 B_6 B_{12} (V.L.)
HISPANOFEDRINA (V.R.)
HYDERGINA (V.L.)
* HYDERGINA 4,5 (V.L.)
IDAPTAN (V.L.)
ISKEDYL (V.L.)
* ISOPULSAN (V.R.)
ISOPARPAN
ISQUEBRAL (V.L.)
* KATOVIT (V.R.)
KH_3 (V.L.)
KH_3 POWELL (V.L.)
KOLI RILINA (V.L.)
* LIPOCIDEN (V.R.)
LIPOGERON (V.L.)
MAG 2 (V.L.)
MAGNESIO BOI (V.L.)
MAGNESIUM PYRE (V.L.)
MAGNESTON (V.L.)
MAGNOGENE (V.L.)
MADEREBRO (V.L.)
MADEREBRO COMPUESTO (V.L.)
MEMORINO (V.L.)
MENALGIL B_6 (V.L.)

MENCALISVIT (V.L.)
* MENTIS (V.L.)
* MIRAPRONT (V.R.)
* NEBULICINA (V.L.)
NEO LACRIM (V.L.)
NEUROCORDIN (V.L.)
NICORETTE (V.R.)
* NOOTROPIL (V.R.)
NUVACTHEN DEPOT (V.R.)
OXICEBRAL (V.R.)
PEOBE (V.L.)
PERVINCAMINA (V.L.)
PHOSPORICUM D_3 ACIDUM (V.L.)
* PIRACETAM COMPLEX (V.L.)
PLACENTA (V.L.)
PLENUMIL (V.L.)
PODERTRONIC (V.L.)
* POLIPLACEN F (V.L.)
PONDERAL (V.R.)
* PONDINIL ROCHE (V.R.)
* PRAXILENE (V.L.)
PREDNISONA ALONGA (V.R.)
PRIDANA (V.L.)
PRIMOBOLAN DEPOT (V.R.)
** PROGERIL (V.R.)
** PROGERIL RETARD (V.R.)
** PROGYNOVA (V.R.)
REFULGIN (V.L.)
* RUBIFEN (V.R.)
* SERMION (V.R.)
SERMION INYECT. (V.R.)
SMOKELESS (V.L.)
STEROGYL (V.L.)
STOPSMOKE (V.L.)
SUREM 80 (V.R.)
** SUSTEIN (V.L.)
** SYNATAN (V.R.)
TANAKENE (V.L.)
* TEDRAL (V.R.)
* TEGISEC (V.R.)
* TERONAC (V.R.)
THEO DUR (V.L.)
TOTHEPAL (V.L.)
TRIOMINIC CAFEINA (V.L.)
* TRIPLE ROBERT (V.R.)
TROFALGON (V.L.)
VARSON (V.L.)
VASODYL (V.L.)
* VENOCAINA MIRO (V.R.)
* VENT-RETARD 100 y 300 mg (V.L.)
VIGANTOL (V.L.)
VINCACEN (V.L.)
VINCADAR (V.L.)
VINCAMINA IBYS (V.L.)
VITA DUVADILAN (V.L.)
VITAENDIL CKP (V.L.)
VITAMINEX (V.L.)

(V.L.) = venta libre
(V.R.) = venta con receta

“DOPANTES” ESTABILIZADORES EMOCIONALES O ANTI-TRAC

Pocas son las personas que nunca han conocido un bloqueo nervioso, esta pérdida de todas nuestras capacidades que nos afecta en circunstancias de la vida sentidas como extraordinarias.
La frente se cubre de sudor, las manos se humedecen, la garganta se seca, el corazón se acelera, un velo negro cae ante los ojos, se balbucea, no se encuentran las palabras, no es posible asociar las ideas, no se puede avanzar, no se puede hablar, no se puede responder, se olvida todo, entra el pánico y se acaba huyendo.
Estas manifestaciones familiares, más o menos intensas, se producen a menudo, incluso en aquellos que no quieren reconocerlo o lo niegan.
Se trate de tomar el avión, caminar por calles oscuras, responder en un examen, ir a una entrevista para conseguir trabajo, hacer una declamación, pronunciar un discurso, ligar con una chica hermosa o dirigirle la palabra a un desconocido que nos es simpático, todos hemos conocido circunstancias en las que nos habría sido útil ser menos emotivos.
Y, sin embargo, este bloqueo que nos paraliza es

diferente al miedo, no es razonado, es difícilmente dominable, no se ignora, ni corresponde a fobias psicológicas. Los síntomas del bloqueo están causados por la producción inconsciente y brutal de descargas de adrenalina. Mientras que la estabilidad emocional resulta del equilibrio entre un sistema acelerador (el simpático) y un sistema decelerador (el parasimpático), la producción de adrenalina en exceso hace oscilar el sistema hacia la inestabilidad.
Los betabloqueantes sirven para volver a la estabilidad emocional bloqueando la producción de las descargas de adrenalina. Permiten utilizar lo mejor posible nuestras posibilidades físicas e intelectuales. No desarrollan lo que existe pero ayudan a que todas las potencialidades se manifiesten.
A diferencia de los tranquilizantes, dejan el espíritu claro y no afectan el nivel de vigilancia.

Existen numerosos medicamentos betabloqueantes utilizados especialmente para el tratamiento de la hipertensión arterial. Hemos elegido seguidamente aquellos que tienen las propiedades antitrac más nítidas y cuyo empleo ofrece el máximo de seguridad.

- *BLOCOTIN (V.R.)
- CORGARD (V.R.)
- SALOL (V.R.)
- *SECTRAL 200 (V.R.)
- **SOTAPOR (V.R.)
- **SUMIAL (V.R.)
- SUMIAL RETARD (V.R.)
- TENORMIN (V.R.)

“DOPANTES” SEXUALES Y ESTIMULANTES DE LA LIBIDO

La mejora de los resultados amorosos ha sido siempre una gran preocupación de los hombres y también de las mujeres. Está a menudo unida a la estimulación del deseo y de las ansias sexuales. En esta área no existe ninguna norma establecida y el "Libro de los récords" no hace mención de ninguna hazaña especialmente deslumbrante, pero cada uno sabe lo que vive y lo que desea íntimamente y puede sentir el deseo de desarrollar su líbido. Cada cual puede negarse a contentarse con relaciones sexuales aburridas y chapuceras, realizadas rápidamente, por compañeros sometidos a la esclavitud del ritmo diario aniquilante.
Está claro que podríamos hablar largo y tendido sobre el papel del cansancio que sería responsable de la falta de deseo o sobre el papel de una ausencia real de deseo engendrada por la monotonía y los hábitos, no sólo conyugales.
Estas excusas sólo son escapatorias y sirven para disimular una vida amorosa poco exaltante. Los síntomas del descenso de la líbido, más visibles y medibles en los hombres, se traducen por una atenuación de la vivencia del placer, dificultades en la erección, breve e insuficiente, pudiendo llegar a la impotencia, eyaculaciones precoces, difi-

cultades en llegar al orgasmo y por un alargamiento del período refractario (período después del orgasmo en que es imposible una nueva erección).

En las mujeres, el placer disminuirá igualmente hasta la ausencia: llegar al orgasmo será laborioso o imposible. La falta de lubrificación vaginal será responsable de dolores, contracciones y, finalmente, del rechazo del compañero alegando un pretexto cualquiera.

Los estimulantes sexuales ayudarán a recobrar una vida amorosa satisfactoria, pero también pueden servir para aumentar las posibilidades incluso cuando ya son buenas, convirtiéndose así en un compañero ideal.

- ABLACTON (HOMBRES) (V.R.)
- *ANGIOSEDENTE (HOMBRES) (V.R.)
- **CENTRAMINA (HOMBRES, MUJERES) (V.R.)
- *DUVADILAN (HOMBRES) (V.L.)
- *EFEDRINA LEVEL (HOMBRES, MUJERES) (V.L.)
- ELEUTEROCOCUS T.M. (V.L.)
- GINSENG LEO (HOMBRES) (V.L.)
- H.C.G. (HOMBRES, MUJERES) (V.R.)
- *HORMOBION (MUJERES) (V.R.)
- *ISOPULSAN (HOMBRES, MUJERES) (V.L.)
- *NEBULICINA (HOMBRES, MUJERES) (V.L.)
- *OVESTINON (MUJERES) (V.R.)
- *OXITOSONA (HOMBRES) (V.R.)
- *PARLODEL (HOMBRES, MUJERES) (V.R.)
- *PARLODEL (HOMBRES, MUJERES) (V.R.)
- PLACENTA (HOMBRES) (V.L.)
- PRIMOBOLAN DEPOT (HOMBRES) (V.R.)
- *PRIMODIAN DEPOT (HOMBRES) (V.R.)
- **PROGERIL (HOMBRES) (V.R.)
- **PROGERIL RETARD (HOMBRES) (V.R.)
- **PROGYNOVA (MUJERES) (V.P.)
- SERMION INYECT. (HOMBRES) (V.R.)
- *SOLINITRINA (HOMBRES) (V.R.)
- **SUSTEIN (HOMBRES) (V.L.)
- *TESTEX (HOMBRES) (V.L.)
- TESTIS COMPOSITUM (HOMBRES (V.L.)
- *WINSTROL (HOMBRES) (V.R.)

LAS ESTRELLAS DEL "DOPING"

No se trata de un juicio absoluto sino de una elección de los autores en función de los resultados obtenidos por un producto dado dentro de su categoría.
Es ilusorio querer comparar los resultados de dos substancias de clases diferentes.
Por ejemplo, a un medicamento muy eficaz entre los estimulantes leves puede atribuírsele una o dos estrellas, aunque tenga resultados positivos en un período menos inmediato que un producto más enérgico, pero menos anodino que, en cambio, no reciba sólo una estrella o incluso ninguna...

A C CRISINA
ABESIRA
* ABLACTON
ABROGAN
ACINETIL BEBIBLE
ACTICINCO
* ACTIFRAL A-D_3
ACTILEVOL C
* ACTIMAG
ACTIPHOS
ACTIVETAN
* ACTIVIN
AGUDIL
* ALGOMEN
ALIMENTONE
ALSOCAR
* AMBRITAN
* AMINOVEINTE
ANABOLICO NAVARRO

* ANGIOSEDANTE
* ANTIOBES RETARD
APISERUM
APORVIT
* APSEDON
*** ARCALION 200
ARGIPLEX
ARNICA 4-5-7 CH
ASCORBAMINA INFANTIL
ASCORBAMINA 1500
* ASMATER
* ASMOHUBBER
* ASPARTONO
* ASPIRINA UPSA
ASTENOLIT
* ATEPODIM
* AUXINA A-D
AUXINA E

BECOZYME
BENADON
* BENEXOL B_1, B_6 y B_{12}
BESTER COMPLEX
BETRIPLE
* BIFORT
* BIO STAR
BIOFOSFORO
* BIOMAX
* BLOCOTIN
* BONIFEN

CAFERSONA
* CAL DE CE
CACIPOT FLUOR

CALCITONINA
CALCIUM SANDOZ VIT. C
CALTON CARNITINA
CARNIBION
CARNICOR
CARNITICAL
CEBION
CECRISINA
CEFABOL
CEFABOL SOLUCIÓN
CEFALOCATAVIN
* CELESTONE ORAL
** CENTRAMINA
CEREBRUM COMPOSITUM
CEREMENTE
** CERVOXAN
* CICLOFALINA
* CIRCULARINA
** CLINAIL COMPOSITUM
* COGITUM
CONDUCTASA
* CORAMINA
CORGARD
COSERINE UTP FORTE
* COULDINA
CRECI BABY
CRONODINE

DAYAMINERAL
* DECA DURABOLIN 50
* DELGAMER
* DENUBIL
DESARROL
* DESATEN

* DEVINCAL
** DEXEDRINA SPANSULE
* DICEL
DICLAMINA
DIEMIL
DIERTINE FORTE
DIETINTER ALGAS
* DOCATONE
DORAXO
DUCTON
* DUVADILAN
DUXOR
DYNAMOGEN

* EFEDRINA LEVEL
* EFORTIL
ELEUTEROCOCUS T.M.
ELORGAN
EMBRIOGLOBINA
* ENOFOSFORINA VIGOR
EQUISETUM T.M.
EPANUTIN
EPHYNAL

* FALAGAN
FARNIDASA
FERLASIN
FERRIWAS B_{12} FUERTE
FERRO SEMAR
FHER BOLICO
* FINEDAL
* FIPEXIUM
FOSFOR
FOSFARGINIL

FOSFOTÓNICO
FOSGLUTEN REFORZADO
FOSLIP
* FRENADOL

GADIONAL
GAMEVAL
GELSEMIUM 5 CH ó 7 CH
* GERVITAL
GEVRAL
GINSENG LEO
GINSENG COMPOSITUM
GINSENG PLUS
* GLOBUMAN BERNA
GLUCODULCO
GLUTA NEURINA B_6 FUERTE
GLUTANEURINA E.
GRAMOCE A.
* GRASMIN
GUROSAM
* GYNODIAN DEPOT

* HCG
HEPACOMPLET B_{12} TRIPLE
** HEPTAMINOL RHODIA
HEXANZYME
HIDROALTESONA
** HIDROFEROL
HIDROPOLIVIT MINERAL
* HIDROXIL B_1, B_6 y B_{12}
HIGADO POTENCIADO MEDIC
HISPANO FREDINA
* HORMOBION
HUBERGRIP ORAL

* HUBERNOL
* HYDERGINA
HYDERGINA 4, 5

* IBERCAL
IDAPTAN
IMFERON B_{12}
* INCEN
* INDUSIL
ISKEDYL
* IPOSULAN
ISOSARTAN
ISQUEBRAL

* JUNIORMEN

* KATOVIT
K CI. RETARD
K H_3
K H_3 POWEL
KOLI RILINA

LEVALIVER
* LEDOVIT A D
LEVOTHROID 50 mg.
LIFATON ADC
* LIPOCIDEN
* LIPOGERON

MAG 2
MAGNESIO BOI
MAGNESIUM PYRE
MAGNESTON
MAGNOGENE
MARLIDAN
MEDEBIOTIN

MEDEREBRO
MEDEREBRO COMPUESTO
MEMORINO
MENALGIL B_6
MENCALISUIT
* MENTIS
* METABOLIGUM
METILEMA
MICEBRINA
* MIRAPRONT
MULTIBIONTA MINERAL

* NEBULICINA
NECTHAR CAL
NEO LACRIM
NEUROCORDIN
NICORETTE
** NOOTROPIL
NUVACHTEN DEPOT

* OVESTINON
OXICEBRAL
* OXITOSONA

* PANHOR
* PARLODEL
PATELEN
PEOBE
PERIACTIN
PERVINCAMINA
* PHARMATON COMPLEX
PHOSPORICUM D_3 ACIDUM
* PIRACETAM COMPLEX
PLACENTA

PLENUMIL
PLEO VITAMIN
PLEOCORTEX 200
PODERTONIC
* POLI ABE
* POLIPLACEN F
PONDERAL
* PONDINIL ROCHE
POTASION
* PRAXILENE
PREDNISONA ALONGA
PRINDANA
PRIMOBOLAN DEPOT
* PRIMODIAN DEPOT
** PROGERIL
** PROGERIL RETARD
** PROGYNOVA
PROTENZYMA
* PROTERGAN

RIVOGONA
REDOXON
REFULGIN
REGEPAT
REKORD B_{12}
ROCATROL
ROCHEVIT
* RUBIFEN

* SALICILINA CAFEINA
SALOL
SALUDAMIN
SARCOLACTIC ACID
* SARGENOR

SARIDON
SECABIOL
* SECTRAL 200
* SERMION
SERMION
SMOKELESS
SOLCOSERYL
* SOLINITRINA
* SORBENOR
** SOTAPOR
SPIRULINA OIKOS
STEROGYL
STOPSMOKE
** SUMIL
SUMIAL RETARD
* SUPRACE
SUREM 80
** SUSTEIN
** SYNATAN

TANAKENE
TARDYFERON
* TEBERTIN
* TEDRAL
* TEGISEC
TENOR MIN
* TERONAC
* TESTEX
TESTIS COMPOSITUM
* THEO DUR
* TOMEVIT
TON WASS
TOTHEPAL
TRANSFUSINE

TREBONAL
TRINSICON
TRIOMINIC CAFEINA
* TRIPLE ROBERT
* TROFALGON

VARSON
VASODYL
* VENOCAINA MIRO
* VENT-RETARD 100 y 300 mg.
VICOMIN AC
VIGANTOL
VIGOR COMPLEX
VINCACEN
VINCADAR
VINCAMINA IBYS
VITA DU VADILAN
VITABONIFEN FUERTE
VITAENDIL CKP
VITAGAMA FLUOR
VITAMINEX
VITAVEINTE
VITESTABLE
VIVALEN
* WINSTROL
YECTOFER COMPUESTO

* ABLACTON
* ACTIFRAL A-D_3
* ACTIMAG
* ACTIVIN
* ALGOMEN

* AMBRITAN
* AMINOVEINTE
* ANGIOSEDANTE
* ANTIOBES RETARD
* APSEDON
* ASMATER
* ASMOHUBBER
* ASPARTONO
* ASPIRINA UPSA
* ATEPODIN
* AUXINA A-D

* BENEXOL B_1, B_6 y B_{12}
* BIFOT
* BIO STAR
* BIOMAX
* BLOCOTIN
* BONIFEN

* CAL DE CE
* CELESTONE ORAL
* CICLOFALINA
* CIRCULARINA
* COGITUM
* CORAMINA
* COULDINA

* DECA DURABOLIN 50
* DELGAMER
* DENUBIL
* DESATEN
* DEVINCAL
* DICEL
* DICLAMINA

* DIEMIL
* DOCATONE
* DUVADILAN

* EFEDRINA LEVEL
* EFORTIL
* ENOFOSFORINA VIGOR
* FALAGAN
* FINEDAL
* FIPEXIUM
* FRENADOR
* GERVITAL
* GLOBUMAN BERNA
* GRASMIN
* GYNODIAN DEPOT

* HCG
* HIDROXIL B_1, B_6 y B_{12}
* HORMOBION
* HUBERNOL
* HYDERGINA

* IBERCAL
* INCEN
* INDUSIL
* IPOSULAN

* JUNIORMEN

* KATOVIT

* LEDOVIT A D
* LIPOCIDEN
* LIPOGERON

* MENTIS
* METABOLIGUM
* MIRAPRONT

* NEBULICINA

* OVESTINON
* OXITOSONA

* PANHOR
* PARLODEL
* PHARMATON COMPLEX
* PIRACETAM COMPLEX
* POLI ABE
* POLIPLACEN F
* PONDINIL ROCHE
* PRAXILENE
* PRIMODIAN DEPOT
* PROTERGAN

* RUBIFEN

* SALICILINA CAFEINA
* SARGENOR
* SECTRAL 200
* SERMION
* SOLINITRINA
* SORBENOR
* SUPRACE

* TEBERTIN
* TEDRAL
* TEGISEC
* TERONAC

* TESTEX
* THEO DUR
* TOMEVIT
* TRIPLE ROBERT
* TROFALGON

* VENOCAINA MIRO
* VENT-RETARD 100 y 300 mg.
* WINSTROL

** CENTRAMINA
** CERVOXAN
** CLINAIL COMPOSITUM

** DEXEDRINA SPANSULE

** HEPTAMINOL RHODIA
** HIDROFEROL

** NOOTROPIL

** PROGERIL
** PROGERIL RETARD
** PROGYNOVA

** SOTAPOR
** SUMIAL
** SUSTEIN
** SYNATAN

*** ARCALION 200

REPERTORIO DE MEDICAMENTOS "DOPANTES"

Para cada uno de los medicamentos existentes se precisan las reglas de prescripción médica (venta libre, cuadro A, B o C), las prohibiciones para los niños, mujeres embarazadas y deportistas, la posible toxicidad, las dosis y duración del tratamiento que permiten un resultado positivo sin un riesgo prohibitivo.
La esfera de acción privilegiada se indica para cada producto, trátese de un tonificante físico, de un psicoestimulante, de un tonificante de la sexualidad masculina o femenina, o de un medicamento antitrac.
Nuestra apreciación de la eficacia real de cada medicamento se expresa con estrellas:

Ninguna estrella: producto disponible.
Una estrella: producto útil.
Dos estrellas: producto notable.
Tres estrellas: producto excepcional.

No hemos considerado indispensable indicar el precio de los medicamentos, a menudo módicos, ni la forma de cobertura por la seguridad social, ya que el uso de un estimulante está dictado por una necesidad real y no por la búsqueda de una determinada relación calidad/precio.

A C CRISINA (Syntex Latino)
Comprimido (ascórbico ácido, retinol palmitato).
Venta Libre.
1 comprimido día, 15-30 días.
Dopante muscular.
Asegura un buen equilibrio neuromuscular. Previene y trata el estado deficitario de vitaminas A y C.

ABESIRA (Clariana Pico)
Cápsulas (carnitina, cloruro, cobamamida...).
Venta libre. Abuso peligroso.
2-3 cápsulas al día.
Dopante muscular.
Enzimas que favorecen el desarrollo muscular, sin utilizar hormonas.

* **ABLACTON** (Schering)
Inyectables (estradiol benzoato, tetosterona enantato).
Venta Receta.
Prohibido en el embarazo, a los niños y en los deportes competitivos.
1 ampolla/día, 15 días.
Dopante muscular y sexual masculino.
Hormona masculina natural, estimula la líbido y la voluntad. Permite aumentar la masa muscular, haciendo disminuir la fatiga.

ABROGAN (KnollMade)
Ampollas bebibles. (extractos hepáticos, aminoácidos).
Venta libre.
2-3 ampollas, 20-30 días.
Dopante muscular.
Vitamina B_{12} y los aminoácidos ayudan a combatir las fatigas pasajeras.

ACINETIL BEBIBLE (Andrómaco)
Ampollas bebibles (aceglutamida, piritinol...)
Venta libre.
2-3 dosis al día. 20 días al mes, 2-3 meses.
Dopante cerebral.
Recupera la fatiga psíquica y física.
En los niños ayuda a la concentración, aumenta el desarrollo escolar.

ACTICINCO (Pierre Fabre)
Ampollas bebibles (deanol, lisina...).
Venta libre.
3-4 ampollas por día, 20-60 días.
Dopante cerebral.
Contiene deanol, psicoestimulante, junto con aminoácidos.
Utilizable como tónico reconstituyente.

* **ACTIFRAL A-D$_3$** (Kalisfarma)
Hidrosoluble gotas (colecalciferol-retinol).
Venta libre. Abuso peligroso. Prohibido embarazadas.
6-10 gotas al día, 10-20 días.
La Vit. A actúa sobre el crecimiento y la piel.
La Vit. D constituye un tratamiento defatigante de fondo.

ACTILEVOL C (Boizot)
Ampollas bebibles (hematoporfirina, ext. hig...).
Venta libre.
2-4 ampollas/día, 20-40 días.
Dopante muscular.
Defatigante antiguo, pero siempre utilizable con provecho.

* **ACTIMAG** (Faes)
Solución (pidolato magnésico).
Venta libre.
5 cc cada 12 horas, 15-20 días.
Dopante muscular.
Indicado en las alteraciones asociadas al déficit de magnesio: alcoholismo crónico. Todas las ventajas del magnesio.

ACTIPHOS (Inibsa)
Ampollas bebibles (fosfórico, ácido).
Venta libre.
2 a 4 ampollas bebibles al día, 10-25 días.
Dopante muscular.
Es un neurotónico. Muy aceptable. Sus componentes intervienen en el metabolismo cerebral. Contribuyen a favorecer el pensamiento y la memoria.

ACTIVETAN (Boehringer Mammheim)
Solución (carnitina clorhidrato, fructosa
Venta libre. 1-3 cucharadas día, 10-20 días.
Dopante cerebral y muscular.
Estimula el apetito. Indicado en caso de debilidad.
Estimula la fabricación de aminoácidos, aumentando las reservas energéticas.

* **ACTIVIN** (Aristegui)
Ampollas inyectables (nandrolona, fenilpropianato).
Venta receta. Prohibido a los niños. Prohibido a mujeres embarazadas. Prohibido a deportistas en competición. Abuso peligroso.
1/3 ampollas por semana 15-30 días.
Dopante muscular.
Hormona de síntesis. Sus propiedades anabolizantes permiten estimular el desarrollo de los músculos y luchar contra la fatiga. Aumenta netamente la líbido masculina.

AGUDIL (Sigma Tau)
Comprimidos (ARN, aminoácidos, Vitamina B).
Venta libre. Evitar tomar por la tarde.
2/3 comprimidos día, 10-30 días.
Psicoestimulante de seguridad. Refuerza las funciones cerebrales. Dopante cerebral.

* **ALGOMEN** (Menarini)
Grageas (paracetamol, Vit. B).
Venta libre.
4-6 comprimidos día, 2-10 días.
Dopante muscular.
Unión de la energía (Vitamina B), con el antiálgico paracetamol. Combate todos aquellos "dolores" que nos atacan después de efectuar deporte, en la gripe, stress...

ALIMENTONE (Juventus)
Solución (Vitamina C, glucosa).
Venta Libre.
2-4 cucharadas soperas, 10-20 días.
Dopante muscular.
Después de un esfuerzo, como defatigante, energía a raudales.

ALSOCAR (Cave)
Solución (carnitina, aminoácidos, Vitamina A).
Venta libre.
1-2 cucharaditas, 2 veces al día, 15-30 días.
Dopante cerebral y muscular.
Junto con aminoácidos utilizable como tónico reconstituyente. Indicado en estados de anorexia, debilidad y desnutrición.

* **AMBRITAN** (Farmasimes)
Cápsulas (cobamamida).
Venta libre. Abuso peligroso.
1-3 mg, 2-3 veces/día, 10-40 días.
Dopante muscular.
Forma metabólicamente activa de vitamina B12. Estimula el anabolismo proteíco. Indicado en casos de desnutrición, crecimiento…

* **AMINOVEINTE** (Madariaga)
Suspensión (cianocobalamina, lisina…)
Venta libre.
3 cucharadas al día.
Dopante cerebral y muscular.
Indicado en estados de desnutrición, hipoproteinemia, defatigante completo de composición bien equilibrada.

ANABOLICO NAVARRO (Navarro, J.)
Suspensión (cansilato cálcico...).
Venta libre.
1-2 cucharadas, 3 veces al día, 10-20 días.
Dopante muscular.
Como su nombre indica, anabolizante no hormonal de fácil asimilación.

* **ANGIOSEDANTE** (Unifarma)
Supositorios (aminofilina, papaverina clorhidrato).
Venta con receta.
Prohibido a los niños y a mujeres embarazadas.
Su abuso es peligroso.
1-2 supositorios, 7-30 días.
Dopante cerebral y sexual masculino.
Estimula la respiración y favorece el esfuerzo, dilata las arterias y relaja los músculos lisos, lo que tiene efectos positivos sobre la erección en caso de la toma del medicamento una media hora antes de las relaciones eventuales.

* **ANTIOBES RETARD** (Frumstost)
Comprimidos (fenproporex).
Venta con receta. Abuso peligroso.
Prohibido a niños, a mujeres embarazadas, a deportistas de competición y a hipertensos. Toma matinal.
Dopante cerebral.
Un solo comprimido tiene una acción a la vez rápida y de larga duración de 10-24 horas.

APISERUM (Inibsa)
Ampollas bebibles y cápsulas (jalea real).
Venta libre.
2 ampollas, 30 días.
Dopante muscular.
Todas las propiedades de la jalea real.

APORVIT (Prodes)
Cápsulas, inyectables (cobamamida, cocarboxilasa...).
Venta libre. Abuso peligroso.
1 a 3 cápsulas al día, 20-40 días.
Dopante muscular.
Anabolizante no hormonal.

* **APSEDON** (Lensa)
Comprimidos (fenproporex).
Venta con receta, toma matinal.
Prohibido a niños, mujeres embarazadas, deportistas de competición. Abuso peligroso.
1 comprimido día durante 20-40 días.
Dopante cerebral.
Otra sustancia que se utiliza para adelgazar, con efectos estimulantes. Su problema, la posible depresión que produce al desaparecer sus propiedades estimulantes.

*** **ARCALION 200** (Servier)
Grageas (sulbutiamina).
Venta libre. Toma matinal.
Adultos 2 grageas día, 30-60 días.
Dopante muscular y cerebral.
Medicamento remarcable, el Arcalion es una molécula original de acción rápida sobre la fatiga. Mejora la resistencia y la coordinación motrices, estimulando la memoria. Se posee mucha información sobre este producto, que ha sido objeto de experimentos muy serios. Derivado de un aminoácido, la tiamina, se concentra fuertemente y selectivamente en las células nerviosas, activa el metabolismo cerebral, aumenta la euforia y facilita el aprendizaje.

ARGIPLEX (Rubio)
Sobres (vitamina C, vitamina B6, aminoácidos).
Venta libre.
1-3 sobres día, 20-60 días.
Dopante muscular.
Complejo tónico reconstituyente.

ARNICA 4-5-7 CH (Boiron)
Gránulos (hemeopático).
Venta libre.
5 gránulos día, 15-20 días.
Dopante muscular.
Otro producto homeopático interesantísimo para paliar esfuerzos continuados, agotamiento, recuperación de los músculos alterados.

ASCORBAMINA INFANTIL (Rhone)
Ampollas bebibles (vitamina C, vitamina B_{12}).
Venta libre
1-2 ampollas/día, 15-30 días.
Dopante cerebral.
Para los niños un complejo que facilita su desarrollo.
Para épocas de desgaste.

ASCORBAMINA 1500 (Rhone)
Ampollas bebibles (vitamina C, vitamina B_{12}).
Venta libre.
1 ampolla/día, 15-30 días.
Dopante cerebral.
Vitamina que reconstituye la energía psíquica.

* **ASMATER** (Lasa)
Supositorios (teofilina, efedrina, fenobarbital).
Con receta. Prohibido a niños, mujeres embarazadas, deportistas de competición. Abuso peligroso.
1 supositorio 3/día.
Dopante muscular y cerebral.
Son productos estimulantes del corazón y la respiración.

* **ASMOHUBBER** (Hubber)
Comprimidos (teofilina).
Venta libre. Prohibido a mujeres embarazadas. Abuso peligroso.
1 comprimido cada 12 h. durante 5-20 días.
Dopante cerebral.
La teofilina es un estimulante del sistema nervioso central, favorecido en este caso, por su presentación retard más cómoda en la toma.

* **ASPARTONO** (Medix)
Grageas (adenosina trifosfato, glucosa...).
Venta libre.
1-2 grageas 3 veces al día, períodos de unos 25 días.
Dopante cerebral y muscular.
Necesario para aquel que necesita energía rápida. Defatigante fácilmente asimilable.

* **ASPIRINA UPSA** (Upsamédica)
Comprimidos efervescentes (aspirina, vitamina C).
Venta libre. Abuso peligroso. Tomar de 8 a 16 h.
2-6 comprimidos día, 1-7 días.
Dopante muscular.
No se necesita descubrir nuevas virtudes a la vieja aspirina. Aplaca los dolores, distiende los músculos, euforiza, reduce la ansiedad, fluidifica la sangre, previene el infarto... La vitamina C potencia sus efectos tonificantes.

ASTENOLIT (Elmu)
Ampollas bebibles (sales minerales...).
Venta libre.
1-2 ampollas, 20-60 días.
Dopante muscular.
Asociación de sales minerales, vitaminas, etc. Defatigante muy apreciado.

* **ATEPODIN** (Medix)
Comprimidos sub. (adenosina trifosfato).
Venta libre. Abuso peligroso. Prohibido a embarazadas, y a niños.
2-6 comprimidos día, 10-20 días.
Dopante muscular y cerebral.
ATP: enzima que interviene en la síntesis de las proteínas, enriquece las células aumentando su rendimiento tanto a nivel muscular como cerebral.

* **AUXINA A-D** (Gayoso)
Cápsulas (vitamina A, D)
Venta libre.
Prohibido a mujeres embarazadas.
Abuso peligroso.
2-4 cápsulas día, 2 meses.
Dopante muscular.
Asegura un buen equilibrio neuromuscular. Combate el "surmenage".

AUXINA E (Gayoso Wellcome)
Cápsulas (tocoferol).
Venta libre.
1-2 comprimidos día, 20-40 días.
Dopante muscular.
La acción de la Vit. E protectora celular. Es la vitamina de la frigidez, estimulante de la líbido.

BECOZYME (Roche)
Grageas (vitamina B).
Venta libre.
3 comprimidos día, 10-30 días.
Dopante cerebral.
Las vitaminas del complejo B controlan la energía de las células nerviosas. Ellas son necesarias para el mantenimiento de un nivel de desarrollo intelectual elevado.

BENADON (Roche)
Inyectables, comprimidos (piridoxina, clorhidrato).
Venta libre.
80-600 mg/día, 10-20 días.
Dopante muscular.
La vitamina B6 facilita la incorporación al organismo de otras sustancias: el magnesio por ejemplo, donde su carencia produce somnolencia e irritabilidad.

*** BENEXOL B_1, B_6 y B_{12}** (Roche)
Comprimidos (complejo B).
Venta libre.
1-4 comprimidos /día, 10-20 días.
Dopante cerebral y muscular.
Útil en estados carenciales de vitaminas B_1, B_6 y B_{12}.

BESTER COMPLEX (Salvat)
Cápsulas (vitamina B_6).
Venta libre.
2 cápsulas/día, de 10 a 20 días.
Dopante cerebral y muscular.
Las vitaminas B controlan la energía de las células nerviosas. Son las necesarias para mantener un nivel intelectual alto.

BETRIPLE (Andreu)
Grageas (vitamina B_{12}, factor intrínseco, tiamina, nitrato).
Venta libre.
1 gragea/día, 5 a 10 días.
Dopante muscular.
Aporta el equilibrio de todas las vitaminas del grupo B. Previene sus carencias.

* **BIFORT** (Merck Igoda)

Comprimidos (teodrenalina, cafedrina).

Con receta. Prohibido a niños y mujeres embarazadas.

Abuso peligroso. Toma por las mañanas.

2-4 comprimidos día, 20-40 días.

Dopante muscular.

Estimulante cardiovascular, hace subir la tensión arterial y aleja la sensación de fatiga. Aumenta la resistencia al esfuerzo.

* **BIO STAR** (Novag)

Cápsulas, sobres, ampollas B (panax ginseng).

Venta libre.

2-4 cápsulas al día, 1-2 viales o 1 sobre al día.

Dopante cerebral y muscular.

Indicado en el envejecimiento precoz, decaimiento psico-físico. Debilidad.

BIOFÓSFORO (Syntex Latino)

Comprimidos (tiamina, piridoxina, filato cálcico magnésico).

Venta libre.

2 comprimidos/día, 60-120 días.

Dopante cerebral y muscular.

Tónico reconstituyente en caso de desnutrición, debilidad, astenia, anorexia. Para la mejor preparación de los exámenes.

* **BIOMAX** (Alonga)
Cápsulas, sobres (cobamamida, ADN).
Venta libre. Abuso peligroso.
1-2 cápsulas o sobres al día, 10 a 30 días.
Dopante muscular.
Favorece la fabricación muscular. Estimula síntesis de proteínas, regenera los glóbulos blancos, lo que refuerza las defensas del organismo y ayuda a renovar los desfallecimientos pasajeros.

* **BLOCOTIN** (Hoechst)
Comprimidos (levo-penbutolol).
Con receta. Prohibido a niños, a mujeres embarazadas y a los deportistas de competición. Abuso peligroso.
1 comprimido/día, 1-3 días.
Dopante "antitrac".
Como todo beta-bloqueante, suprime el "trac", mejora la estabilidad emocional, la concentración y la relajación.

* **BONIFEN** (Merck-Igoda)
Comprimidos (pyritinol).
Venta libre.
1-3 comprimido/día, 30-60 días.
Dopante cerebral.
Facilita el paso de glucosa en el cerebro y su utilización por las neuronas, estimulando la atención, la memoria y las imágenes mentales.

CAFERSONA (Labaz)
Comprimidos (cafeína, paracetamol).
Venta libre. Toma matinal. Prohibido a deportistas de competición.
4-6 comprimidos/día, 1-8 días.
Dopante cerebral.
Asociación de un analgésico y de un estimulante.

* **CAL DE CE** (Sandoz)
Comprimidos efervescentes (vitamina C, calcio y colecalciferol).
Venta libre. Abuso peligroso. Prohibido embarazadas.
Dopante muscular.
Aporta el calcio y lo fija gracias a una forma activa de vitamina D. Tonifica y relaja los músculos, aumenta la memorística. La vitamina C aumenta la resistencia al esfuerzo.

CALCIPOT FLUOR (Lesvi)
Comprimidos (citrato cálcico, calcio fluoruro...).
Venta libre.
1 comprimido al día, 5-20 días.
Dopante muscular.
Profilaxis de la caries dental. Defatigante debido a la aportación de calcio, soporte para el tono muscular, cardíaco y cerebral.

CALCITONINA (Almirall)

Ampollas inyectables (cacitonina).

Venta con receta. Prohibido a los niños, a mujeres embarazadas. Abuso peligroso.
3-6 inyectables semanales, 30-90 días.
Dopante muscular.
Hormona de intercambio cálcico, combate la fatiga crónica debido a los trastornos del metabolismo cálcico.

CALCIUM SANDOZ VIT. C (Sandoz)

Comprimidos (vitamina C, calcio).

Venta libre. Tomar antes de las 16 h.
2 comprimidos efervescentes, 10-30 días.
Dopante muscular.
Aportación cálcica indispensable para el tono cardíaco, muscular y cerebral.

CALTON CARNITINA (Bitcher)

Solución (carnitina clorhidrato, cianocobalamina).

Venta libre.
1-2 medidas/día, 30 a 60 días.
Dopante muscular.
Intermediario indispensable a la producción de energía muscular.

CARNIBION (Merck Igoda)
Sobres (ascórbico ácido, carnosina, cianocobalamina).
Venta libre.
1-2 sobres/día, 60-90 días.
Dopante muscular.
Compuesto vitamínico que provoca un aumento de las reservas energéticas.

CARNICOR (Sigma Tau)
Ampollas bebibles (carnitina).
Venta libre.
1-2 ampollas/día, 10-30 días.
Dopante muscular.
Una enzima que interviene en la transformación de grasas en energía.

CARNITICAL (Madariaga)
Suspensión (carnitina, calcio fosfato, lisina...).
Venta libre.
2 cucharadas/día, 10-20 días.
Dopante muscular.
La carnitina estimula la elaboración de ácidos aminos, aumenta las reservas energéticas de la célula y ayuda a la elaboración del tejido muscular.

CEBION (Merck Igoda)
Sobres 1 y 2 grs. (vitamina C).
Venta libre. Tomar antes de las 16 h.
1-2 sobres día, 5-15 días.
Dopante muscular y cerebral.
Aporte energético masivo e inmediatamente utilizable para vencer los "golpes de fatiga".

CECRISINA (Syntex Latino)
Sobres (ácido ascórbico).
Venta libre.
100-500 mg/día.
Dopante muscular.
Un aporte energético masivo e inmediato que se utiliza para vencer la fatiga.

CEFABOL (Robert)
Cápsulas (gabob, vitamina B_6).
Venta libre.
2 cápsulas, 2 veces al día. Preferentemente antes de las comidas, 5-10 días.
Dopante cerebral.
Neurotónico indicado en estado de agotamiento nervioso, disminución de la capacidad intelectual y recuperación de accidentes cerebrales.

CEFABOL SOLUCIÓN (Robert)
Solución (gabob, vitamina B_6).
Venta libre.
1 cucharada (5 cc) antes de las 3 comidas, de 8 a 15 días.
Dopante cerebral.
Se utiliza en los trastornos de la conducta.
Para los niños "difíciles".

CEFALOCATAVIN (Llorente)
Grageas y comprimidos (levoglutonida, vitamina B_6).
Venta libre.
3 a 6 comprimidos al día, 10-20 días.
Dopante cerebral.
Indicado en casos de fatiga mental, falta de concentración, psicoastenias, síndromes seniles.

* **CELESTONE ORAL** (Essex)
Comprimidos (betametasona).
Con receta. Prohibido a niños, mujeres embarazadas y deportistas de competición. Abuso peligroso.
4-10 comprimidos/día, 1-7 días.
Dopante cerebral.
Como todo derivado de la cortisona, esta hormona estimula la voluntad, euforiza y ayuda a traspasar los límites y a luchar contra el agotamiento.

** **CENTRAMINA** (Miquel)
Comprimidos (anfetamina sulfato).
Con receta. Prohibido a niños, a mujeres embarazadas y a deportistas de competición. Abuso peligroso. Tomar antes de las 16 h.
2-3 comprimidos/día, 1-5 días.
Dopante cerebral y sexual masculino y femenino.
Si un médico se lo puede prescribir, os podréis beneficiar de los efectos inmediatos de la centramina sobre el estado de vigilancia, la confianza en sí mismo y el aumento de las pruebas psíquicas e intelectuales. Bajo control médico estricto.

CEREBRUM COMPOSITUM (Phinter)
Ampollas (principios homeopáticos).
Venta libre.
1 ampolla, 1-3 veces por semana.
Dopante cerebral.
Si no confiamos en la medicina halopática, aquí tenemos el reconstituyente cerebral necesario.

CEREMENTE (Pérez Jiménez)
Cápsulas (glicerofosfato cálcico, vitamina B_6).
Venta libre.
3 cápsulas al día. Preferentemente después de las comidas, 10-20 días.
Dopante cerebral.
Es muy útil en casos de pérdida de la memoria, concentración y en agotamiento psicofísico.

** **CERVOXAN** (Beecham)

Cápsulas (vinburnina).

Venta libre. Prohibido a niños y a mujeres embarazadas.
3-4 cápsulas/día, 30-60 días.
Dopante cerebral.
Aumenta la oxigenación del cerebro, combate las pérdidas de memoria y la bajada de la capacidad de atención y de concentración.

* **CICLOFALINA** (Almirall)

Comprimidos, ampollas (piracetam).

Venta libre, prohibido a mujeres embarazadas.
Abuso peligroso.
2 ampollas o 6 comprimidos/día, 10-60 días.
Dopante cerebral.
Aumenta la atención, concentración, vigilancia, memoria y sociabilidad.

* **CIRCULARINA** (Searle Ibérica)

Comprimidos (piribedilo).

Venta libre.
Prohibido a niños y mujeres embarazadas.
Abuso peligroso.
4 comprimidos/día, 30-90 días.
Dopante cerebral.
Estimula los receptores cerebrales de la dopamina, logra reforzar la memoria, las ideas y la vigilancia.

** **CLINAIL COMPOSITUM** (Andromaco)

Comprimidos, solución (dihidroergotoxina, heptaminol).

Con receta.

Prohibido a niños y mujeres embarazadas.

Abuso peligroso.

1-2 comprimidos/día, 3-20 días.

Dopante cerebral y muscular.

El heptaminol refuerza la concentración muscular, dilata las arterias del corazón permitiendo esfuerzos más sostenidos y gracias al aumento de la circulación cerebral produce un efecto retardante sobre la sensación de fatiga.

* **COGITUM** (Merrell Down)

Cápsulas, solución (acetiaspartatato potásico).

Venta libre.

1-2 cápsulas/día, durante 20-60 días.

Dopante cerebral.

Como su nombre indica, estimula el trabajo intelectual. Está compuesto de una molécula presente en el cerebro y si se tiene un aporte aumentado aquél trabaja mejor.

CONDUCTASA (Knoll Made)

Cápsulas, solución (piridoxina, cetoglutarato, vitamina B_6).

Venta libre.

2-6 medidas/día, 3-6 cápsulas/día, 10-20 días.

Dopante muscular.

Vitamina B para combatir la fatiga muscular. Pérdida de tono, descenso de la vitalidad.

* **CORAMINA** (Ciba)

Gotas (nicetamida).

Venta libre. Prohibido a niños, a mujeres embarazadas y deportistas de competición.
50-150 gotas, 2-15 días.
Dopante cerebral.
Defatigante y estimulante del sistema nervioso muy apreciado.

CORGARD (Squib)

Comprimidos (nadolol).

Con receta. Prohibido a niños, a mujeres embarazadas y a deportistas de competición. Abuso peligroso.
1-2 comprimidos/día, 1-10 días.
Dopante "antitrac".
Estabilizador emocional. Betabloqueante que ayuda a reforzar la estabilidad emocional y la concentración intelectual.

COSERINE UTP FORTE (Roger)

Cápsulas (cobamamida, cocarboxilasa, pirodoxal...).

Venta libre. Abuso peligroso.
1 a 3 cápsulas al día, 10-20 días.
Dopante muscular.
Anabolizante no hormonal para aumentar la fuerza y el desarrollo muscular.

* **COULDINA** (Alter)
Comprimidos efervescentes (aspirina, vitamina C…).
Venta libre.
4 comprimidos al día, 2-10 días.
Dopante muscular.
Dopante en caso de afección gripal.

CRECI BABY (Wasserman)
Gotas (lisozima, vitamina B_6, carnitina).
Venta libre.
10-20 gotas 3 veces al día, 15-30 días.
Dopante muscular.
Energizante especial para niños.

CRONODINE (Galepharma Ibérica)
Cápsulas (aminoácidos, vitamina B_6).
Venta libre.
1 cápsula 2 veces al día, 15-20 días.
Dopante muscular.
Estimulante antifatiga.

DAYAMINERAL (Abbot)
Comprimidos, gotas, solución (polivitaminas, sales minerales).
Venta libre.
1-2 comprimidos/día, 30-60 días.
Dopante muscular.
Posee todas las ventajas de una formulación muy acertada.

* **DECA DURABOLIN 50** (Organon)
Inyectables (nandrolona).
Con receta. Prohibido a niños, a mujeres embarazadas y a deportistas de competición. Abuso peligroso.
1 inyectable. I.M. por semana (6 inyecciones).
Dopante muscular.
Hormona masculina de síntesis, de acción retard (prolongada). Desarrolla el crecimiento muscular, mejora las capacidades de entrenamiento, estimula la voluntad y la agresividad haciendo retroceder la fatiga.

* **DELGAMER** (Merrell Down)
Comprimidos (anfepramona clorhidrato).
Con Receta. Prohibido a los niños, a mujeres embarazadas, a deportistas de competición y a hipertensos. Abuso peligroso. Tomarlo por la mañana.
Dopante cerebral.
Disminuye el apetito y suprime la sensación de fatiga.
Estaréis delgados y en forma.

* **DENUBIL** (Pierre Fabre)
Ampollas bebibles (heptaminol, deanol).
Venta libre.
2-4 ampollas/día, 10-60 días.
Dopante cerebral.
Mejora la vigilancia, permite una mejor recuperación intelectual, estimula las funciones cerebrales sin alterar el sueño. Posee acción estimulante sobre el corazón.

DESARROL (Iquinosa)
Solución (arginina, carnitina).
Venta libre.
3 cucharadas al día, 20-60 días.
Dopante muscular.
Aúna el efecto de la carnitina estimulante de la fabricación de aminoácidos con el aporte energético.

* **DESATEN** (B. Martín)
Cápsulas (aminoácidos, adenosina trifosfato, vitamina B).
Venta libre.
2-3 cápsulas/día, 20-30 días.
Dopante cerebral.
Aporte equilibrado de vitamina B adicionado de la capacidad energética de los nucleótidos, previene las carencias y mantiene la forma.

* **DEVINCAL** (Prodes)
Cápsulas, gotas (vincamina, piracetam).
Venta libre. Prohibido a niños, a mujeres embarazadas. Abuso peligroso.
3 cápsulas o 3 cc. día, 20-40 días.
Dopante cerebral.
La vincamina asociada a piracetam protege las células nerviosas cerebrales de la hipoxia cerebral.

** **DEXEDRINA SPANSULE** (Smith Kline Frech)

Cápsulas (dexanfetamina).

Venta con receta. Prohibido a mujeres embarazadas, a niños y a deportistas de competición.
1 cápsula/día preferentemente por la mañana. La dosis puede aumentarse hasta 6 cápsulas diarias. 15-30 días.
Abuso peligroso.
Dopante cerebral.
Es estimulante del sistema nervioso central.

* **DICEL** (Lasa)

Comprimidos (fenproporex).

Con receta. Prohibido a niños, a mujeres embarazadas y a deportistas de competición. Abuso peligroso. Tomar por la mañana.
1 comprimido al día, 10-60 días.
Dopante cerebral.
Producto anorexígeno que es asimismo un psicoestimulante y un excitante cerebral.

* **DICLAMINA** (Esteve)

Gotas, cápsulas (cinnarizina, heptaminol).

Con receta. Prohibido a mujeres embarazadas. Abuso peligroso.
3 cápsulas o 6 ml/día, 20-60 días (niños 2-4 ml).
Dopante cerebral.
Aumenta la oxigenación cerebral, estimula el corazón y los vasos, refuerza la memoria y las ideas. Uno de los raros productos de este tipo utilizable por los niños.

*** DIEMIL** (Almirall)
Solución (dihidroergocristina, piracetam).
Con receta. Prohibido a niños, a mujeres embarazadas.
Abuso peligroso.
15 cc. día, 30-60 días.
Dopante cerebral.
Psicoestimulante activo sobre el humor, la vigilancia y la memoria.

DIERTINE FORTE (Morrit)
Gotas (dihidroegocristina, mesilato).
Venta libre. Prohibido a niños y a mujeres embarazadas.
10-20 gotas/día, 30-60 días.
Dopante cerebral.
Aumenta el aporte sanguíneo al cerebro de forma transitoria.

DIETINTER ALGAS (La justicia)
Cápsulas (extracto de algas).
Venta libre.
2-4 cápsulas, 10-60 días.
Dopante muscular y cerebral.
Aporta a domicilio las bondades de las algas marinas y de sus sales minerales (iodo, fósforo…) tónico general, estimulante del humor.

* **DOCATONE** (Rovi)

Ampollas inyectables (doxapram).

Con receta. Prohibido a niños, a mujeres embarazadas y a deportistas de competición. Abuso peligroso.

1-2 ampollas/día, 10-20 días.

Dopante muscular.

Estimulante respiratorio, aumenta la resistencia al esfuerzo, elimina las toxinas musculares por mejoría de los intercambios gaseosos.

DORAXO (Lesvi)

Ampollas (deanol, aceglutamato).

Venta libre.

1-2 ampollas/día, 10-30 días.

Dopante cerebral.

Psicoestimulante de seguridad.

DUCTON (Nezel)

Inyectables (lisado de neisseria perflava).

Venta libre.

1-2 inyecciones I.M., durante 2-15 días.

Dopante muscular.

Estimula las defensas naturales del organismo.

* **DUVADILAN** (Kalifarma)
Comprimidos (isoxuprine).
Venta libre.
6-8 comprimidos ó 1-2 inyecciones/día, 5-30 días.
Dopante sexual masculino.
Vaso-dilatador de acción rápida para utilizar media hora antes de las relaciones sexuales en caso de impotencia o de erecciones insuficientes.

DUXOR (Servier)
Comprimidos (almitrina, raubasina).
Venta libre. Prohibido niños.
2-3 comprimidos/día, 20-60 días, 40-80 gotas/día.
Dopante cerebral.
Aumenta el flujo sanguíneo al cerebro, estimula la memoria, la vivacidad del espíritu, la atención y la concentración.

DYNAMOGEN (Fase)
Ampollas (arginina).
Venta libre.
2-3 ampollas/día, 20-60 días.
Dopante muscular.
Muy útil para el desarrollo ponderal por su aporte de aminoácidos estimulantes del metabolismo celular.

* **EFEDRINA LEVEL** (Level)

Comprimidos (efedrina).

Venta libre. Prohibido a niños, a mujeres embarazadas, a deportistas de competición y a hipertensos. Abuso peligroso.
1-3 comprimidos/día, 1-7 días.
Dopante cerebral y sexual, masculino y femenino.
La efedrina estimula la voluntad y la confianza en uno mismo. Dilata los bronquios y estimula el psiquismo. La respiración más amplia favorece la puesta en acción, la fatiga disminuye o desaparece.

* **EFORTIL** (Fher)

Gotas, comprimidos retard perlonguetas (etilefrina).

Venta libre. Prohibido a niños y a mujeres embarazadas.
10-20 gotas 3 veces al día, 1-2 comprimidos o perlonguetas, 10-20 días.
Dopante muscular.
Combate la caída de tensión, haciendo remontar la misma.

ELEUTEROCOCUS T.M. (Dolisos)
Gotas (homeopático).
Venta libre.
40 gotas/día, 10-20 días.
Dopante muscular y sexual.
Derivado de la planta que estimula las suprarrenales, el Sistema Nervioso Central, aumentando resistencia al esfuerzo y acción notable como excitante sexual.

ELORGAN (Hoechst)
Comprimidos (pentosifilina).
Venta libre. Prohibido a niños, a mujeres embarazadas.
Abuso peligroso.
4-6 comprimidos/día, 30-90 días.
Dopante cerebral.
Aumenta la oxigenación cerebral y estimula las capacidades de atención así como la memoria visual y auditiva.

EMBRIOGLOBINA (Morrtih)
Supositorios (inmunoglobulinas).
Venta libre.
1 supositorio cada dos días, 15-20 días.
Dopante muscular.
Un antiasténico del cual podemos decir que su forma de administración puede ser muy deseable.

*** ENOFOSFORINA VIGOR** (Serra Pamies)
Solución (cola nítida, vitamina B).
Venta libre.
2 cucharadas/día, 10-20 días.
Dopante cerebral y muscular.
Estimula las funciones intelectuales gracias a un aporte de plantas y de vitamina B.

EQUISETUM T.M. (Dolisos)
Gotas (homeopático).
Venta libre.
25 gotas por la manaña y noche, durante 10-20 días.
Dopante muscular.
Para eliminar las toxinas acumuladas cuando se hace deporte contínuamente.

EPANUTIN (Parke Davis)
Comprimidos (fenitoina).
Con receta. Abuso peligroso. Prohibido a mujeres embarazadas.
3-5 comprimidos/día, 15-60 días.
Dopante cerebral.
En Francia este medicamento está utilizado sobre todo como antiepiléctico. En los EEUU, por contra, se considera que posee una acción remarcablemente psicoestimulante y euforizante y se le aconseja largamente a las personas que tienen falta de vitalidad.

EPHYNAL (Roche)
Comprimidos (tocoferol).
Venta libre.
3-5 comprimidos, 20-40 días.
Dopante muscular.
La vitamina E protege las células, aumenta la resistencia a largo término.

* **FALAGAN** (Infar Nattermann)
Comprimidos (fenproporex).
Con receta. Prohibido a mujeres embarazadas, a niños, a deportistas de competición.
Psicoestimulante y excitante cerebral.
1 comprimido al día, preferentemente 1/2 hora, antes de las comidas, 15-30 días.
Dopante cerebral.
Indicado para el tratamiento de la obesidad, como coadyuvante de una dieta.

FARNIDASA (Alter)
Inyectable (acetilcoenzima, citocromoc, ácido ascórbico).
Venta libre.
1 ampolla cada 24-48 horas, 10 días.
Dopante cerebral.
Útil en afecciones por defectuoso funcionamiento enzimático y desequilibrio metabólico en general.

FERLASIN (B. Martin)
Ampollas bebibles (ergocalciterol, hierro, aminoácidos).
Venta libre.
1 ampolla, 2-3 veces al día, 10-20 días.
Dopante cerebral.
Psicoestimulante de seguridad.

FERRIWAS B_{12} FUERTE (Wasserman)
Grageas (sal de hierro, vitamina B_{12}).
Venta libre.
1-3 grageas/días, 10-20 días.
Dopante muscular.
Asociación original de sal de hierro, vitamina B y ácido fólico, combate la fatiga muscular y la pérdida de vitalidad.

FERRO SEMAR (Semar)
Cápsulas (ascorbato de hierro).
Venta libre. Abuso peligroso.
4-6 cápsulas al día durante 60-90 días.
Dopante muscular.
Para la falta de hierro o fatiga.

FHERBOLICO (Fhes)

Inyectables intramusculares (Nandrolona).

Con receta. Prohibido niños, mujeres embarazadas y a deportistas de competición. Abuso peligroso.

1 inyectable I.M. (6 inyecciones).

Dopante muscular.

Hormona masculina de síntesis. Ayuda a hacerse, o a rehacerse, los músculos, aumenta el endurecimiento y retarda la pérdida de las reservas musculares.

* **FINEDAL** (Llorente)

Comprimidos (clobenzorex).

Con receta. Prohibido a niños, a mujeres embarazadas, deportistas de competición y a hipertensos. Abuso peligroso. Toma matinal.

1-3 comprimidos/día, 15-30 días.

Dopante cerebral.

Ayuda a adelgazarse pero sobre todo aumenta la vigilancia, reduce la fatiga y estimula la actividad intelectual.

* **FIPEXIUM** (Rocador)

Comprimidos (fipéxido).

Venta libre. Prohibido a niños, a mujeres embarazadas.

Abuso peligroso.

3-4 comprimidos/día, 10-30 días.

Dopante cerebral.

Psicoestimulante de acción rápida, no anfetamínico y bien tolerado, aumenta la actividad intelectual.

FOSFOR (Liberman)
Solución (fostosriletanolamina).
Venta libre.
15 cc. 3 veces al día, 1-2 ampollas al día.
Dopante muscular y cerebral.
El fósforo combate eficazmente los estados de fatiga intelectual. Útil como defatigante hepático.

FOSFARGINIL (Wasserman)
Solución (arginina).
Venta libre. Toma mañanas.
1-2 cucharadas, 2-3 días.
Dopante muscular.
Un aminoácido para tonificar el hígado.

* **FOSFOTÓNICO** (Cheminova)
Solución (arginina, aspartato).
Venta libre.
2-3 cucharadas al día, 20-60 días.
Dopante muscular.
Aporta ácidos aminos estimulantes del metabolismo celular.

FOSGLUTEN REFORZADO (Alter)
Comprimidos (vitamina B_1, B_6 y B_{12}, calcio).
Venta libre.
4-6 comprimidos/día, durante 20-60 días.
Dopante muscular.
Preparado ideal para el "surmenage" escolar.

FOSLIP (Pharma Investi)
Grageas (fosfolípidos cerebrales).
Venta libre.
2-4 grageas al día, de 15 a 30 días.
Dopante cerebral.
El mejor alimento del cerebro, el fósforo, tómalo cuando veas exámenes cerca.

* **FRENADOL** (Abello)
Sobres (cafeína, codeína, paracetamol).
Venta libre. Prohibido deportistas de competición.
4 sobres al día, 2-10 días.
Dopante muscular.
La cafeína estimula, vitamina C relanza las defensas, el paracetamol y la codeína combaten la fiebre y la tos, es el dopante ideal en caso de estado gripal.

GADIONAL (Cinfa)
Solución (ácido fosfórico, sales minerales).
Venta libre.
1 cucharada antes de la comida y cena.
Dopante cerebral.
El fósforo forma parte de los estimulantes cerebrales de base, útiles en caso de esfuerzos intelectuales sostenidos.

GAMEVAL (Alter)
Inyectables (coenzimas, ADN).
Venta libre.
1-2 ampollas diarias.
Dopante muscular.
Energético directo de los sistemas celulares proporciona al organismo un bienestar orgánico integral.

GELSEMIUM 5 CH ó 7 CH (Boiron)
Gránulos (homeopático).
Venta libre.
de 8 a 10 días 3 gránulos antes de las comidas.
Dopante cerebral.
Cuando se han de realizar exámenes o pruebas, sean del tipo que sean.

* **GERVITAL** (Alter)
Ampollas inyectables (trifosadenina).
Venta libre.
1 ampolla/día, 10-20 días.
Dopante muscular.
Aporte masivo de ATP, nucleótido energético de las células.

GEVRAL (Cyanamid)
Sobres (polivitaminas, sales minerales y oligoelementos).
Venta libre. Toma matinal.
1-2 sobres/día, 30-90 días.
Dopante muscular.
Las vitaminas de la mañana, buena cara para el "despertar".

GINSENG LEO (Leo)
Grageas 700 mg (polvo de raíz de ginseng).
Venta libre.
4-6 grageas/día, 10-60 días.
Dopante muscular, cerebral y sexual masculino.
Remedio universal en Asia, el ginseng tonifica los órganos, estimula el sistema nervioso central y acelera los fenómenos sexuales.

GINSENG COMPOSITUM (Phinter)
Gotas (principios homeopáticos).
Venta libre.
10 gotas, 3-6 veces al día, 20-40 días.
Dopante muscular.
El ginseng homeopático tiene todas las propiedades referidas.

GINSENG PLUS (Dietisa)
Solución (ginseng, eleuteroccocco, miel).
Venta libre.
10 ml, 1-2 veces al día, 10-60 días.
Dopante muscular.
Las mismas propiedades que el anterior con una agradable presentación en excipiente no alcohólico.

* **GLOBUMAN BERNA** (Berna)
Ampollas inyectables (inmunoglobulina).
Venta libre.
1 inyección de 800 mg por día, 2 veces por semana.
Dopante muscular.
Son anticuerpos antivirales y antibacterianos, que estimula las defensas inmunitarias del organismo y permiten hacer frente a las agresiones.

GLUCODULCO (Fres)
Polvo (calcio, fosfato, glucosa, gluconato cálcico).
Venta libre.
2 cucharadas, 2 veces al día.
Dopante muscular.
Superenergizante utilizable en competición.

GLUTANEURINA B_6 FUERTE (Frumtostzyma)
Comprimidos (ácido glutámico, vitamina B_6)
Venta libre.
1-2 comprimidos, 3 veces al día de 20-60 días.
Dopante cerebral.
Siempre el ácido glutámico actúa como estimulante cerebral, pero en grageas a menudo es más práctico de utilizar.

GLUTANEURINA E. (Frumtostzyma)
Comprimidos (ácido glutámico, vitamina E).
Venta libre.
2-6 comprimidos al día, 10-60 días.
Dopante cerebral.
El ácido glutámico aumenta la capacidad de atención y retarda la aparición del "surmenage" unido a la "energía" de la vitamina E.

GRAMOCE A. (Vir)
Sobres (vitamina C, glucuronamida).
Venta libre. Prohibido a deportistas de competición.
Tomar antes de las 16 h.
2-3 sobres/día, 10-30 días.
Dopante muscular y cerebral.
Asociación de tonificantes y de estimulantes cerebrales de efecto rápido.

* **GRASMIN** (Infale)

Comprimidos (fenproporex).

Con receta. Prohibido a niños, a mujeres embarazadas y a deportistas de competición.

2 comprimidos/día, preferentemente 1/2 horas antes de las comidas, 30-45 días.

Dopante cerebral.

Reduce el apetito. Se utiliza como terapia coadyuvante en los regímenes de pérdida de peso. Otro medicamento para poder gozar de una mente más ágil.

GUROSAM (Inibsa)

Comprimidos (ácido ascórbico, glucoromamida).

Venta libre. Prohibido a deportistas de competición.

2 comprimidos/día, 20-30 días.

Dopante muscular.

Indicado en casos de desórdenes debidos a intoxicaciones exógenas y endógenas o astenias psico-físicas.

* **GYNODIAN DEPOT** (Schering)

Inyectables (progesterona, estradiol).

Con receta. Prohibido a niños, a mujeres embarazadas a deportistas competición. Abuso peligroso. Toma matinal.

1 inyectable intramuscular por mes, 3-6 meses.

Dopante cerebral.

Exclusivamente reservada a mujeres en período post-menopáusico, esta asociación hormonal permite conservar la forma psíquica y el humor optimista.

* **HCG** (Lepori)

Inyectables (hormona gonadotropina coriónica).

Venta receta. Prohibido a los niños, a mujeres embarazadas.

2 ampollas de 1.500 U.I. por semana, 3 meses.

Dopante muscular y sexual masculino y femenino.

Las gonadotropinas estimulan la producción de hormonas naturales, masculinas o femeninas, por el organismo. Ellas sirven para aumentar la resistencia y la fuerza muscular, para excitar la voluntad, para hacer retroceder la fatiga y desarrollar las posibilidades sexuales.

HEPACOMPLET B_{12} TRIPLE (Reig Jofre)
Solución (aceglutamida, vitamina B_{12}).
Venta libre.
3 cucharadas/día, 10-20 días.
Dopante cerebral y muscular.
Aúna la capacidad estimulante de la aceglutamida con la energizante de la Vit. B.

** **HEPTAMINOL RHODIA** (Rhodia)
Comprimidos, gotas (hepataminol).
Con receta. Abuso peligroso.
4-8 comprimidos, o bien 100-150 gotas/día, 2-10 días.
Dopante muscular y cerebral.
El heptaminol aumenta la fuerza de contracción del corazón, dilata las arterias y estimula el cerebro. Ayuda a la oxigenación de los músculos, contracción del músculo cardíaco y del sistema nervioso central. Psicotónico, disminuye la sensación de fatiga, aumenta la voluntad y la resistencia al esfuerzo. Los alpinistas de las expediciones francesas al Himalaya en los años 50 llevaban este útil medicamento en su farmacia y lo utilizaban con el éxito que se sabe. El heptaminol fue rápidamente prohibido a los deportistas por oscuras razones, durante más de 20 años; su empleo ha vuelto a ser perfectamente lícito, ilustrando las incoherencias de toda actitud "antidopante" sistemática.

HEXANZYME (Prats)
Cápsulas (carnitina, cobamamida..).
Venta libre. Abuso peligroso.
1-2 cápsulas al día, 10-20 días.
Dopante muscular.
Combate la fatiga muscular y la desnutrición. Aúna la acción de la carnitina con anabolizante de la cobamamida.

HIDROALTESONA (Alter)
Comprimidos (hidrocortisona).
Con receta. Prohibido a niños, mujeres embarazadas, deportistas de competición.
Abuso peligroso.
4-8 comprimidos (10 mg) de 7-20 días.
Dopante muscular y cerebral.
Forma fisiológica de la cortisona, utilizada de forma transitoria estimula la voluntad, da fuerza y devuelve la euforia.

** **HIDROFEROL** (Juventus)
Ampollas bebibles, gotas (calciferol).
Con receta. Abuso peligroso. Toma matinal.
5-50 gotas/día, 30-90 días. Prohibido a embarazadas.
Dopante cerebral y muscular.
Vitamina D de síntesis, "el sol en un frasco". Hace remontar la tasa de calcio sanguíneo, que combate la fatiga muscular y las pérdidas de memoria pero también fortifica los huesos y la solidez del esqueleto.

HIDROPOLIVIT MINERAL (Menarini)
Comprimidos (manganeso, cobre, oro...).
Venta libre. Toma matinal.
2-4 comprimidos/día, 20-60 días.
Dopante muscular.
Otra asociación destinada a alcanzar las defensas del organismo y a retardar el envejecimiento.

* **HIDROXIL B_1, B_6 y B_{12}** (Almirall)
Comprimidos (vitamina B_1, B_6 y B_{12}).
Venta libre.
3 comprimidos/día, 30-60 días.
Dopante cerebral y muscular.
La asociación de 3 principales vitaminas del grupo B combate la irritabilidad y las pérdidas de memoria ayudando a soportar los daños del alcohol.

HIGADO POTENCIADO MEDIC (Medical)
Viales (extracto hígado, vitamina B).
Venta libre.
1 cc. día, 10-30 días.
Dopante muscular.
Aporte combinado para luchar contra la fatiga.

HISPANOFREDINA (Jute)
Solución (efedrina, etilmorfina).
Con receta. Prohibido a mujeres embarazadas, a deportistas de competición. Abuso peligroso.
5 cc. 3-4 veces al día, 1-7 días.
Dopante cerebral.
La efedrina estimula la voluntad y la confianza en sí mismo.

* **HORMOBION** (Boizot)
Comprimidos (hidroxiestrona, diacetato).
Venta libre. Prohibido a niños, a mujeres embarazadas, a deportistas de competición. Abuso peligroso.
4-6 comprimidos/día, 10-20 días.
Dopante sexual femenino.
Derivado de la hormona femenina, sin efecto sobre el ciclo ovárico, estimula la líbido femenina corrigiendo trastornos vaginales (dispareunia, sequedad vaginal).

HUBERGRIP ORAL (Hubber)
Comprimidos (cafeína, paracetamol).
Venta libre. Prohibido a deportistas de competición.
2-4 comprimidos/día, 3-10 días.
Dopante muscular.
Estimulante central con acción antidolor.

* **HUBERNOL** (Hubber)

Grageas (formebolona).

Con receta.

1-2 grageas/día durante 15-30 días.

Prohibido niños, mujeres embarazadas, deportistas de competición.

Dopante muscular.

Hormona masculina de síntesis, utilizable para estimular el desarrollo muscular, aumenta la líbido masculina.

HYDERGINA (Sandoz)

Comprimidos, gotas (dihydroergotoxina mesilato).

Venta libre. Prohibido a mujeres embarazadas. Abuso peligroso.

3 comprimidos o 100 gotas al día, 20-90 días.

Dopante cerebral.

Vaso-dilatador cerebral clásico, estimula la vigilancia, la memoria y la imaginación.

* **HYDERGINA 4, 5** (Sandoz)

Comprimidos (dihidroergotoxina).

Venta libre. Prohibido a niños, a mujeres embarazadas.

Tomar por la mañana.

1 comprimido/día, durante 20-60 días.

Dopante cerebral.

Combate las bajadas de la actividad psíquica, las pérdidas de humor y de la memoria.

* **IBERCAL** (Boi)
Solución (pidolato de calcio).
Venta libre. Abuso peligroso.
2-4 cucharadas al día, 10-30 días.
Dopante muscular.
Aporte de calcio, tonificante.

IDAPTAN (Servier)
Comprimidos (trimetazidina).
Venta libre. Prohibido a mujeres embarazadas.
Abuso peligroso.
2-3 comprimidos/día, 30-60 días.
Dopante cerebral.
Aumenta las reservas energéticas al nivel de las células nerviosas.

IMFERON B_{12} (Llorente)
Ampollas (hierro, vitamina B_{12}).
Venta libre.
1 ampolla/día. Prohibido a niños, a mujeres embarazadas.
Dopante muscular.
El hierro, directamente asimilable, es todavía mejor absorbido gracias a la vitamina B_{12}.

* **INCEN** (Centrum)
Solución (carnitina, aspartato...).
Venta libre.
2-4 cucharadas al día.
Dopante muscular.
Facilita la oxigenación celular y aumenta las reservas energéticas.

* **INDUSIL** (Roussel Ibérica)
Cápsulas (cobamamida).
Venta libre. Abuso peligroso.
1-4 cápsulas/día, 10-25 días.
Dopante muscular.
Enzimas que os harán fabricar músculos, sin utilizar hormonas.

ISKEDYL (Pierre Fabre)
Comprimidos, gotas (raubasina, dihidroegotoxina).
Venta libre. Prohibido a niños, a mujeres embarazadas.
Abuso peligroso.
100-150 gotas o 4-6 comprimidos día, 20-40 días.
Dopante cerebral.
Estimula la circulación cerebral, mejora el humor, la atención, la vigilancia y la memoria.

* **IPOSULAN** (Labaz)

Comprimidos, gotas (raubasina, dihidroergotoxina).

Con receta. Prohibido a niños, a mujeres embarazadas. Abuso peligroso. Toma matinal.
4-8 comprimidos/día, 30-100 días.
Dopante cerebral y sexual masculino y femenino.
Estimula y desinhibe la actividad cerebral actuando sobre los neuromediadores (dopamida y serotonina). Eficaz para reencontrar la energía de la mañana y desbloquear una líbido envejecida. Desgraciadamente su efecto es raramente inmediato (1-3 semanas de tratamiento).

ISOSARPAN (Servier)

Comprimidos (pipratecol, raubasina).

Venta libre. Prohibido niños, mujeres, embarazadas.
Abuso peligroso.
6 comprimidos/día, 20-60 días.
Dopante cerebral.
Estimula la memoria y las emociones por aumento de la circulación cerebral.

ISQUEBRAL (Iquinosa)

Gotas (dihidroergocristina, raubasina).

Venta libre. Prohibido a niños, a mujeres embarazadas.
Abuso peligroso.
90-120 gotas/día, 20-80 días.
Dopante cerebral.
Vaso-dilatador cerebral, estimulante de las neu-

ronas, que mejora la memoria y la actividad psíquica.

* **JUNIORMEN** (Menarini)
Cápsulas (polivitaminas, deanol).
Venta libre.
2-4 cápsulas/día, 20-60 días.
Dopante muscular.
Defatigante y estimulante del organismo.

* **KATOVIT** (Boehringer Ingel)
Grageas (polivitaminas, vitamina B, vitamina C).
Con receta. Prohibido mujeres embarazadas y deportistas de competición. Abuso peligroso. Tomar antes de las 16 h.
2-3 grageas/día, 20-60 días.
Dopante cerebral.
Psicoestimulante no anfetamínico, aumenta el nivel de vigilancia y hace retroceder la sensación de fatiga.

K Cl. RETARD (Inquinosa)
Comprimidos (cloruro de potasio).
Venta libre. Abuso peligroso.
2-6 comprimidos, 10-30 días.
Dopante muscular.
El aporte de potasio combate la fatiga muscular y las rampas.

KH_3 (Farmitalia)
Comprimidos (ácido glutámico, vitamina B_6).
Venta libre.
6 comprimidos, 20-60 días.
Dopante cerebral.
El ácido glutámico como estimulante cerebral, pero en grageas, más prácticas para utilizar.

KH_3 POWEL (Farmitalia)
Grageas (procaína, hematoporfirina).
Venta libre. Prohibido a niños, a mujeres embarazadas.
Toma matinal. 2-3 grageas/día, 60-150 días.
Dopante cerebral.
Estimula la circulación cerebral y la oxigenación celular, aumenta la resistencia a la fatiga, la concentración y la memoria.

KOLI RILINA (Castejón)
Inyectables (fosfolípidos, cianocobalamina, vitamina B_{12}).
Venta libre. Prohibido a mujeres embarazadas y a niños.
1-2 ampollas/día, 10-14 días.
Dopante cerebral.
Neurítico contra el agotamiento psico-físico. Cuando llega la edad madura el mejor aliado para no perder facultades.

LEVALIVER (Elmu)
Ampollas bebibles (maleato de cetrulina).
Venta libre.
3 ampollas/día, 20-60 días.
Dopante muscular.
Aminoácidos energéticos de impacto muscular.

* **LEDOVIT A D** Bama Geve
Granulado (vitamina A y D).
Venta libre. Tomar antes de las 16 h. Precaución a niños y a embarazadas. Abuso peligroso.
1-2 dosis por día, 30-90 días.
Dopante muscular.
Aporte de vitaminas necesarias para el perfecto desarrollo.

LEVOTHROID 50 mg (Rorer)
Comprimidos (levotiroxina).
Con receta. Prohibido a niños, a mujeres embarazadas, a deportistas competición. Abuso peligroso.
1-2 comprimidos, 10-20 días.
Dopante muscular.
Hormona tiroidea que acelera el metabolismo y lucha contra las sensaciones de abulia o de cansancio.

LIFATON ADC (Sabater J.)
Gotas (vitamina A, D y C).
Venta libre. Prohibido a niños de corta edad, a mujeres embarazadas. Abuso peligroso.
20-40 gotas, 1-2 veces al día.
Dopante muscular.
Combinación de vitaminas fácilmente digeribles.

* **LIPOCIDEN** (Lesvi)
Grageas (cloforex).
Con receta. Prohibido a mujeres embarazadas y a niños.
1-2 comprimidos/día, suministrados durante el desayuno.
30-45 días. Prohibido deportistas competición.
Dopante cerebral.
Supresión de la sensación de hambre.
Psicoestimulante pariente de las anfetaminas.

* **LIPOGERON** (Infar Natterman)
Cápsulas (polivitaminas, fosfolípidos).
Venta libre.
3 cápsulas al día, 20-60 días.
Dopante cerebral y muscular.
Otras cápsulas de energía.

MAG 2 (Casw)
Sobres (pidolat de magnesio).
Venta libre.
2-6 sobres/día, 20-90 días.
Dopante muscular y cerebral.
El magnesio clave de la excitabilidad neuromuscular, interviene en numerosas reacciones energéticas. Indispensable en caso de fatiga nerviosa o muscular.

MAGNESIO BOI (Boi)
Comprimidos (sales de magnesio).
Venta libre.
4-6 comprimidos/día, 30-120 días.
Dopante cerebral.
El magnesio combate las fatigas psíquicas y nerviosas causadas por la hiperexcitabilidad neuromuscular.

MAGNESIUM PYRE (Salvat)
Comprimidos (magnesio, bromuro, cloruro...).
Venta libre.
De 2 a 4 comprimidos/día, 30-90 días.
Dopante cerebral y muscular.
Indicado en estados deficitarios de magnesio. Espasmosfilia, debilidad muscular.

MAGNESTON (Berenguer Beneyto)
Solución (magnesio, gluceptato).
Venta libre.
1 cucharada (10 cc) cada 6 h., de 4 a 8 semanas.
Dopante cerebral y muscular.
Magnesio en solución para los deportistas.

MAGNOGENE (Berenguer Beneyto)
Comprimidos (sales de magnesio).
Venta libre.
4-6 comprimidos/día, 30-90 días.
Dopante cerebral y muscular.
Cada día magnesio, en una mezcla de diferentes sales compuestas.

MARLIDAN (Viñas)
Ampollas bebibles (extracto de hígado).
Venta libre.
3 ampollas/día, 10-20 días.
Dopante muscular.
Combate la fatiga muscular.

MEDEBIOTIN (Medea)
Comprimidos, inyectables (biotina, sodio).
Venta libre.
10-20 mg/día, 10-20 días.
Dopante muscular.
Vitamina que favorece el estado saludable de nuestra piel.

MEDEREBRO (Medea)
Inyectables (vitamina B_{12}, vitamina B_1).
Venta libre.
1 inyectable diario, 5 a 10 días.
Dopante cerebral.
Neurotónico y regenerador del sistema nervioso.

MEDEREBRO COMPUESTO (Medea)
Grageas (complejo B).
Venta libre.
3 grageas/día, de 6 a 12 días.
Dopante cerebral y muscular.
La vitamina B es siempre un buen defatigante.

MEMORINO (Vita)
Cápsulas y suspensión (piracetam, piritinol diclorhidrato).
Venta libre.
3 a 6 cápsulas o cucharadas al día.
Dopante cerebral.
Facilita la utilización de la glucosa por las neuronas cerebrales y las protege de una posible hipoxia. Estimula la memoria, la concentración y la vigilancia.

MENALGIL B_6 (Almirall)

Comprimidos, ampollas (disopropialamina, vitamina B).

Venta libre.

4-6 comprimidos/día, 15-30 días.

Dopante cerebral.

Otra unión muy recomendable para superar situaciones difíciles, la acción energizante de la vitamina B con la vasodilatadora cerebral.

MENCALISVIT (Menarini)

Sobres (calcio, fosfato, cobamamida).

Venta libre. Abuso peligroso.

1 sobre 3-4 veces al día, 15-30 días.

Dopante cerebral.

Unión de anabolizantes junto con sales minerales, poderoso energizante y defatigante.

* **MENTIS** (Menarini)

Comprimidos (pirisudanol).

Venta libre, toma matinal.

4-6 comprimidos, 10-30 días.

Dopante cerebral.

Psicoestimulante no anfetamínico que favorece la atención y la vigilancia y mejora el metabolismo de las células nerviosas.

* **METABOLIGUM** (Novas)
Cápsulas, ampollas B, Inyectables (enzimas).
Venta libre.
3-4 cápsulas al día, 10-20 días.
1 ampolla al día.
Dopante muscular.
Otro anabolizante no hormonal.

METILEMA (Hortel)
Ampolla B. (extracto órganos, vitamina B_{12}).
Venta libre.
2 ampollas, 2 veces al día, 10-20 días.
Dopante muscular.
Revitalizador, tonificante general.

MICEBRINA (Derly)
Comprimidos (polivitaminas, minerales).
Venta libre.
1 grageas/día, 30-60 días.
Complejo vitamínico.
Dopante muscular.
Fórmula muy completa y equilibrada. Una manera cómoda de asegurarse las necesidades energéticas de la jornada.

* **MIRAPRONT** (Pfizer)
Cápsulas (fentermina).
Venta con receta. Prohibido a niños, a mujeres embarazadas o en lactancia, a hipertensos y en casos de: alcoholismo crónico, epilepsia y de inestabilidad psíquica, y a deportistas de competición.
1 cápsula al día en tratamientos discontínuos cada 3-6 semanas, durante 15-30 semanas.
Dopante cerebral.
Útil en los tratamientos de obesidad. Permite eliminar la sensación de fatiga.

MULTIBIONTA MINERAL (Merck Igoda)
Comprimidos, sobres (polivitaminas).
Venta libre.
1-2 al día, 15-45 días.
Dopante muscular.
Asociación equilibrada para aumentar la resistencia y estimular el organismo.

* **NEBULICINA** (Castejón)
Aerosol (fenoxazolina).
Venta libre. Prohibido a niños, a mujeres embarazadas, deportistas de competición y a hipertensos.
5-10 nebulizaciones, día, 1-7 días.
Dopante cerebral y sexual masculino y femenino.
El más conocido de los estimulantes por vía nasal.

NECTHAR CAL (Level)
Suspensión (vitamina A y D, calcio, magnesio...).
Venta libre. Abuso peligroso. Prohibido a mujeres embarazadas.
2 cucharadas después comidas, 10-20 días.
Dopante muscular.
Un aporte muy recomendable de vitaminas energéticas.

NEO LACRIM (Alcón)
Gotas (fenilefrina).
Venta libre. Prohibido a niños, a mujeres embarazadas, e hipertensos. Abuso peligroso.
90 gotas/día durante 10-30 días.
Dopante muscular y cerebral.
Hace subir la tensión arterial y devuelve la energía a nuestras baterías desgastadas. Su problema es la presentación en forma de colirio.

NEUROCORDIN (Nezel)
Comprimidos, suspensión (aceglutamida, gaba, piritinol).
Venta libre.
3 a 6 comprimidos o cucharadas/día, 10-20 días.
Dopante cerebral.
Activador del metabolismo cerebral que favorece la concentración y estimula la memoria.

NICORETTE (Pensa)
Chicle (nicotina resinato).
Con receta. Prohibido niños, mujeres embarazadas, deportistas de competición.
10-30 chicles para mascar durante 30-180 días.
Dopante cerebral.
Un chicle con nicotina que conserva las propiedades estimulantes del tabaco sin los efectos secundarios del mismo.

** **NOOTROPIL** (UCB)
Comprimidos (piracetam).
Con receta. Prohibido a niños y a mujeres embarazadas. Abuso peligroso.
6 comprimidos/día, durante 30-90 días.
Dopante cerebral.
Oxigenador cerebral que mejora las "perfomances" intelectuales, la memoria, la atención, la concentración, la vigilancia...

NUVACHTEN DEPOT (Ciba)
Ampollas inyectables (tetracosáctido).
Con receta. Prohibido a niños y a mujeres embarazadas.
Abuso peligroso. Toma matinal.
1 inyección durante 3 días.
Dopante muscular y cerebral.
Estimula y relanza la actividad de las glándulas suprarrenales (aquellas que secretan la cortisona). Lucha contra el estrés, euforiza, refuerza la voluntad y el dinamismo del organismo.

* **OVESTINON** (Organon)

Comprimidos (estriol).

Con receta. Prohibido a niños, a mujeres embarazadas, y a deportistas de competición. Abuso peligroso.

2-4 comprimidos/día, 15 días por mes.

Dopante sexual femenino.

Estrógeno natural, estimula la líbido femenina en períodos pre-menopáusicos y produce sensación de bienestar.

OXICEBRAL (Pfizzer)

Comprimidos (vincamina).

Con receta. Prohibido a niños, a mujeres embarazadas.

Abuso peligroso.

2-3 comprimidos/día, 30-60 días.

Dopante cerebral.

Oxigenador cerebral que mantiene y aumenta la claridad de espíritu.

* **OXITOSONA** Syntex latino

Comprimidos (oximetolona).

Con receta. Prohibido a niños, a mujeres embarazadas y a deportistas de competición.

2-6 comprimidos/día, 90-120 días.

Dopante muscular y sexual masculino.

Otra hormona que aparte de sus efectos anabolizantes es un potente estimulante de la erección.

* **PANHOR** (Casen)
Cápsulas (cobamamida).
Venta libre. Abuso peligroso.
3-6 cápsulas/día, 10-25 días.
Dopante muscular.
Precursor activo de la vitamina B_{12}, que ayuda activamente a fabricar proteínas.

* **PARLODEL** (Sandoz)
Comprimidos (bromocriptina).
Con receta. Prohibido a niños y a mujeres embarazadas. Abuso peligroso.
2-4 comprimidos/día, 30-90 días.
Dopante sexual femenino y masculino.
Frena la producción de prolactina. Este medicamento estimula las funciones sexuales, mejora las bajadas de la líbido en caso de las mujeres y combate la impotencia masculina.

PATELEN (Landerlan)
Ampollas bebibles (extracto politisular).
Venta libre.
2 ampollas/día, 20-30 días.
Dopante muscular.
Extractos para devolvernos a nuestra forma.

PEOBE (Pharma Investi)
Comprimidos, solución (piracetam, vitamina B_6)
Venta libre.
1-2 comprimidos 3/día ó 1-2 cucharadas 3/día, 10-20 días.
Dopante cerebral.
Otro oxigenador cerebral completado por la acción regulada de la excitabilidad muscular.

PERIACTIN (Sigma Tau)
Comprimidos, solución (ciproheptadina).
Venta libre. Prohibido a mujeres embarazadas.
1-3 comprimidos/día, 30-60 días.
Dopante muscular.
Estimulante del apetito, que ayuda a combatir la fatiga y a fortalecer la musculatura, pero que puede producir somnolencia.

PERVINCAMINA (Roussel)
Cápsulas (vincamina, vitamina C).
Venta libre. Prohibido a niños, a mujeres embarazadas. Abuso peligroso.
2 comprimidos/día, 20-40 días.
Dopante cerebral.
Otro compuesto de vincamina con los efectos de la Vitamina C.

* **PHARMATON COMPLEX** (Juste)
Cápsulas (polivitaminas, sales minerales, deanol y ginseng).
Venta libre.
2 cápsulas/día antes mediodía, 30-60 días.
Dopante muscular.
Complejo polivitamínico muy utilizado al estar adicionado el ginseng.

PHOSPORICUM D 3 ACIDUM (Biológica Cata)
Comprimidos (homeopático).
Venta libre.
5 comprimidos/día, 10-20 días.
Dopante cerebral.
Producto homeopático muy eficaz para el agotamiento, incapacidad para concentrarse, estados de pena y preocupación.

* **PIRACETAM COMPLEX** (Berenguer Beneyto)
Cápsulas (piracetam, dihidroergotoxina, mesilato).
Venta libre. Prohibido a mujeres embarazadas ó en lactancia y a niños.
1-2 cápsulas 3 veces al día, 6-12 días.
Dopante cerebral.
Vasodilatador cerebral, estimula el humor, la vigilancia, la memoria y combate la fatiga.

PLACENTA (Luchini)

Ampollas inyectable (extracto placentario humano).

Venta libre. Prohibido a niños y a mujeres embarazadas.

1 inyectable I.M. 20-30 días.

Dopante muscular, cerebral y sexual masculino.

Extractos de placenta preparados según el método Filatox método de revitalización que produce efectos positivos rápidamente sobre el sueño y la líbido, tonificación del estado general y vuelta a la gran forma.

PLENUMIL (Merck Igoda)

Grageas, suspensión (gabob, piritinol, clorhidrato).

Venta libre.

2-3 grageas, 2-3 cucharaditas (5 cc) al día, 10-20 días.

Dopante cerebral.

Apropiado para el cansancio mental.

PLEO VITAMIN (Inibsa)

Cápsulas (polivitaminas, sales minerales).

Venta libre.

1-2 cápsulas/día, de 10-20 días.

Dopante muscular.

Asociación que nos permite combatir la pérdida de tono.

PLEOCORTEX 200 (Menarini)
Inyectables (extracto órganos).
Venta libre.
1 o más inyectables/día, 10-20 días.
Dopante muscular.
Útil en caso de astenias sin componente anémico.

PODERTONIC (Bicther)
Ampollas bebibles (extracto órganos).
Venta libre.
2 ampollas bebibles 10 cc/día, 10-20 días.
Dopante cerebral y muscular.
Como su nombre indica un poderoso tónico para empezar bien el día. Estimulante psíquico de fondo.

* **POLI ABE** (Vita)
Grageas, ampolla B, inyectable (piridoxina, placenta extracto, retinol, tocoterol).
Venta libre. Prohibido a mujeres embarazadas.
1-3 grageas/día, 1 ampolla 24-48 h., 20-30 días.
Dopante muscular.
Asegura un buen equilibrio neuro-muscular. Tonificación general.

*** POLIPLACEN F** (Vita)
Ampollas (ácidos nucléicos, sales minerales). Venta libre. 1 ampolla día, 10-20 días.
Dopante muscular y cerebral.
Estimula el metabolismo cerebral, combate la fatiga, favorece la actividad intelectual y mejora el humor. Producto de acción rápida.

PONDERAL (Servier)
Comprimidos (fenfluoramina clorhidrato).
Con receta. Prohibido a niños, a mujeres embarazadas y a deportistas de competición. Abuso peligroso.
Toma por las mañanas.
3 comprimidos/día, 20-60 días.
Dopante cerebral.
Un reductor del apetito y estimulante del humor sin efectos anfetamínicos.

*** PONDINIL ROCHE** (Roche)
Comprimidos (mefenorex).
Con receta. Prohibido a mujeres embarazadas o en lactancia, deportistas de competición y en casos de epilepsia o hipertensión.
1-2 comprimidos/día, 30-45 días. Abuso peligroso.
Dopante cerebral.
Reduce el apetito, permite eliminar la sensación de fatiga. Psicoestimulante pariente de las anfetaminas.

POTASION (Delagrange)
Comprimidos (cloruro de potasio).
Venta libre. Abuso peligroso.
3-6 comprimidos/día, 10-30 días.
Dopante muscular.
Aporte de potasio asimilable por la boca utilizado para regularizar el tono muscular.

* **PRAXILENE** (Faes)
Cápsulas, ampollas bebibles (naftidrofuril).
Venta libre. Prohibido a niños y a mujeres embarazadas. Abuso peligroso.
2 comprimidos/día, 30-60 días.
Dopante cerebral.
Rejuvenece y protege el cerebro aumentando el aporte sanguíneo. Estimula la memoria y la eficacia intelectual.

PREDNISONA ALONGA (Alonga)
Comprimidos (prednisona).
Con receta. Prohibido a niños, a mujeres embarazadas y a deportistas de competición. Abuso peligroso.
4-6 comprimidos/día.
Dopante cerebral.
Otra variación de cortisona, útil para períodos muy breves donde se debe estar eufórico, para sentirse más fuerte y estimular la voluntad.

PRIDANA (Frumtost Zyma)
Cápsulas (pirisudanol, diameleato).
Venta libre.
2 cápsulas en el desayuno y 2 cápsulas al mediodía. 6-12 días.
Dopante cerebral.
Es un vasodilatador cerebral, indicado en casos de fatiga psicofísica y que facilita oxigenación a las células nerviosas.

PRIMOBOLAN DEPOT (Schering)
Inyectable (metendona, enantato).
Con receta. Prohibido a mujeres embarazadas, a niños y a deportistas de competición.
100 mg cada 2 ó 4 semanas, 4 semanas.
Abuso peligroso.
Dopante cerebral y sexual masculino.
Anabolizante hormonal. Favorece el desarrollo muscular.

* **PRIMODIAN DEPOT** (Schering)
Inyectables (testosterona).
Con receta. Prohibido a niños, a mujeres embarazadas y a deportistas de competición. Abuso peligroso.
1 inyectable I.M., cada 15 días en total 2-4 inyecciones.
Dopante muscular y sexual masculino.
Hormona masculina natural que estimula la líbido y la voluntad, permite aumentar la masa muscular y hace retroceder la sensación de fatiga.

** **PROGERIL** (Labaz)

Gotas (dihidroergotoxina, papaverina).

Con receta. Prohibido a niños y a mujeres embarazadas.
Abuso peligroso.
90-150 gotas/día, 30-60 días.
Dopante cerebral y sexual masculino.
Asociación de un alfa-bloqueante y de un vasodilatador que estimulan las funciones cerebrales, en particular la memoria y la atención. Permite obtener una vasodilatación a nivel del pene en caso de difíciles erecciones.

** **PROGERIL RETARD** (Labaz)

Comprimidos (dihidroergotoxina, papaverina).

Con receta. Prohibido a niños y a mujeres embarazadas.
Abuso peligroso.
2 comprimidos/día, 30-60 días.
Dopante cerebral y sexual masculino.
Lo mismo que el precedente pero de una duración repartida durante las 24 h.

** **PROGYNOVA** (Schering)
Comprimidos (estradiol).
Con receta. Prohibido a niños, a mujeres embarazadas, a deportistas de competición. Abuso peligroso.
2-6 comprimidos/día, 20 días por mes.
Dopante muscular, cerebral y sexual femenino.
Los estrógenos tienen propiedades tonificantes musculares y cerebrales, combaten la osteoporosis y estimulan la líbido.

PROTENZYMA (Jorba)
Inyectables (onicarbasa).
Venta libre.
2 inyectables I.M., durante 3-14 días.
Dopante muscular.
Aporta una proteína enzimática estimulante en caso de insuficiencia hepática.

* **PROTERGAN** (Andreu)
Solución (carnitina, vitamina B).
Venta libre.
2 medidas 10 cc día.
Dopante muscular.
Reconstituyente y tonificante.

RAVIGONA (Roche)

Grageas (retinol, palmitato/tocoterol, acetato, vitaminas A y D).

Venta libre. Prohibido a mujeres embarazadas y a niños. Abuso peligroso.
3-4 grageas masticables al día, 20-30 días.
Dopante muscular.
Un energizante antiguo pero válido.

REDOXON (Roche)

Comprimidos efervescentes (vitamina C).

Venta libre.
1-2 comprimidos/día, 10-60 días.
Dopante muscular.
Otro tipo de vitamina C, la vitamina energética por excelencia. Conviene para todas las situaciones donde un estimulante de acción rápida es necesario y sin ningún tipo de riesgo.

REFULGIN (Spyfarma)

Cápsulas (piritinol, vitamina B).

Venta libre.
1 cápsula/día, 20-30 días.
Dopante cerebral.
Estimulante de la memoria y de la inventiva por aumento de la circulación cerebral.

REGEPAT (Llorens)
Inyectables (onicarbasa).
Venta libre.
1 inyectable I.M., 3-14 días.
Dopante muscular.
Lo mismo que protenzyma pero con doble concentración.

REKORD B_{12} (Sigma Tau)
Ampollas bebibles (arginina, aminoácidos).
Venta libre.
2 ampollas/día, 15-20 días.
Dopante muscular.
Defatigante perfecto.

ROCATROL (Roche)
Cápsulas (calcitriol).
Venta libre.
0,5 mg/día intervalo de 2-4 semanas.
Dopante muscular.
Forma biológicamente activa de la vitamina D. Combate las enfermedades relacionadas con la incapacidad de síntesis renal de calcitriol.

ROCHEVIT (Roche)

Grageas y comprimidos efervescentes (polivitaminas y sales minerales).

Venta libre.

1 gragea o comprimido efervescente/día, 20-60 días.

Dopante muscular.

Otro complejo vitamínico para aumentar la resistencia y estimular el organismo.

* **RUBIFEN** (Rubio)

Comprimidos (metilfenidato).

Con receta. Prohibido a niños, a mujeres embarazadas, a deportistas de competición. Abuso peligroso.

1 comprimido 2-3 al día, 7-15 días.

Dopante cerebral.

Un psicoestimulante muy potente. Su abuso es peligroso.

* **SALICILINA CAFEINA** (Faes)

Comprimidos (ácido acetilsalicílico, cafeína).

Venta libre. Prohibido a niños, a mujeres embarazadas y deportistas de competición.

5-8 comprimidos/día, 2-10 días.

Dopante muscular.

La unión del estimulante cafeína con el antiálgico "aspirina".

SALOL (Uriach)
Comprimidos (nadolol).
Con receta. Prohibido a niños, a mujeres embarazadas, a deportistas de competición. Abuso peligroso.
Toma matinal. 1 comprimido 5-10 días.
Dopante "antitrac".
Beta bloqueante original, de larga duración. Su acción refuerza la estabilidad emocional y la concentración intelectual.

SALUDAMIN (Saluda)
Grageas (aminoácidos, vitamina B_6).
Venta libre.
2-3 grageas/día, 20-60 días.
Dopante muscular.
Defatigante muscular.

SARCOLACTIC ACID (Dolisos)
Gotas (homeopático).
Venta libre.
40 gotas después del esfuerzo.
Dopante muscular.
Si después de una maratón, partido de tenis, squash... no deseas tener agujetas este remedio te las quitará.

* **SARGENOR** (Sarger)
Ampollas.
Venta libre.
1-3 ampollas, 30-80 días.
Dopante muscular.
Estimula el crecimiento muscular y general. Especialmente útil para el niño y adolescente porque favorece el aumento de la hormona del crecimiento.

SARIDON (Roche)
Comprimidos (cafeína, paracetamol).
Venta libre. Prohibido a deportistas de competición.
1-3 comprimidos/día, 2-10 días.
Dopante muscular.
Cuando su estómago le hace "la pascua", el paracetamol sustituye a la "aspirina".

SECABIOL (Normon)
300 mg gotas (carnitina).
Venta libre.
1 gramo, 2-3 veces al día, 10-30 días.
Dopante muscular.
La carnitina estimula la elaboración de los aminoácidos. Aumenta las reservas energéticas de la célula y ayuda a la elaboración del tejido muscular.

* **SECTRAL 200** (Rhone)

Comprimidos (acebutolol).

Con receta. Prohibido a niños, a mujeres embarazadas, a deportistas de competición. Abuso peligroso.

1-2 comprimidos/día, 2-15 días.

Dopante "antitrac".

Otro beta-bloqueante útil para suprimir el "trac" y reforzar la estabilidad emocional.

* **SERMION** (Farmitalia)

Gotas, cápsulas (nicergolina).

Con receta. Prohibido a niños, a mujeres embarazadas. Abuso peligroso.

2-6 inyecciones, 20-60 días.

Dopante cerebral.

Vasodilatador cerebral, alfa bloqueante que estimula la memoria, la atención y la vigilancia.

SERMION (Farmitalia)

Inyectable (nicergolina).

Con receta. Prohibido niños y mujeres embarazadas. Abuso peligroso.

2-6 inyecciones, 5-15 días.

Dopante cerebral y sexual masculino.

Propiedades parecidas al precedente pero aún más intensas y más rápidas. Obtienen resultados brillantes en las impotencias psíquicas o psicológicas.

SMOKELESS (Inibsa)

Comprimidos (lobelina).

Venta libre. Prohibido a niños, a mujeres embarazadas, a deportistas de competición.
3 comprimidos/día, 15-30 días.

Dopante cerebral.

La lobelina, alcaloide vecino de la nicotina, posee efectos tonificantes, próximos al tabaco. Accesoriamente, la toma de lobelina puede ayudar a dejar de fumar.

SOLCOSERYL (Inibsa)

Ampollas inyectables (sangre total extracto seco).

Venta libre.

Dopante muscular.

Para revigorizarse tomando sangre, sin ser Drácula.

* **SOLINITRINA** (Infale)

Gel (trinitrina).

Con receta. Abuso peligroso.
2-3 aplicaciones externas, 2-15 días.

Dopante sexual masculino.

La trinitrina es el medicamento clásico del tratamiento para la angina de pecho. Es un vasodilatador potente e inmediato. La pomada conteniendo la trinitrina aplicada localmente sobre la piel provoca un aflujo sanguíneo intenso saludable para los problemas de impotencia de origen psicológico.

* **SORBENOR** (Casen)
Ampollas (aspartato de arginina).
Venta libre.
2-3 ampollas, 20-60 días.
Dopante muscular.
Producto tonificante de resultados bien probados, aporta aminoácidos estimulantes del metabolismo celular.

** **SOTAPOR** (Bristol Myers)
Comprimidos (sotalol).
Con receta. Prohibido a niños, a mujeres embarazadas, a deportistas de competición. Abuso peligroso.
1-2 comprimidos/día, 1-10 días.
Estabilizador emocional. "Antitrac".
Otro betabloqueante que puede utilizarse como "antitrac". Mejora la estabilidad emocional, la concentración y la relajación.

SPIRULINA OIKOS (Oikos)
Comprimidos (algas).
Venta libre.
6-9 comprimidos/día, 15-30 días.
Dopante muscular.
Complejo biológico de vitaminas minerales y aminoácidos esenciales para la vida, utilizable para desarrollar mejor la musculatura.

STEROGYL (Roussel)
Gotas (vitamina D2).
Venta libre.
Toma matinal, 10-20 gotas/día, 10-28 días.
Dopante muscular y cerebral.
La vitamina D favorece la absorción y la fijación del calcio, combatiendo la fatiga nerviosa y muscular.

STOPSMOKE
Comprimidos (lobelina).
Venta libre. Prohibido a niños, a mujeres embarazadas, a deportistas de competición.
3 comprimidos/día, 15-30 días.
Dopante cerebral.
La lobelina otra vez.

** **SUMIAL** (Ici Farma)
Comprimidos (propanolol).
Venta receta. Prohibido a niños, a mujeres embarazadas, a deportistas de competición.
Abuso peligroso.
2-4 comprimidos/día, 1-10 días.
Estabilizador emocional "antitrac".
Este medicamento es el betabloqueante más utilizado como "antitrac". Habitualmente bien tolerado, evita el pánico antes de pasar un examen, tomar el avión o pedir a la mujer de su vida. Se guardan intactos los medios intelectuales y su vigilancia. No da somnolencia ni temblor. Cómi-

cos, políticos o estudiantes lo emplean voluntariamente antes de una representación o un discurso. Suprime igualmente los tembleques, para lo cual se utilizaba, antes de su prohibición, en ciertas disciplinas como el salto de esquí, tiro, fórmula 1...

SUMIAL RETARD (Ici Farma)

Cápsulas (propanolol).

Venta libre. Prohibido a niños, a mujeres embarazadas, deportistas de competición. Abuso peligroso.

1-2 cápsulas/días, 1-10 días.

Estabilizador emocional. "Antitrac".

Mismo medicamento que el anterior. La fórmula retard, 4 veces más dosis, permite una acción repartida las 24 h.

* **SUPRACE** (Bama Geve)

Comprimidos (vitamina C, extracto córtico-suprarrenal).

Venta libre. Prohibido a mujeres embarazadas y a hipertensos. Abuso peligroso.

1-3 comprimidos/día, 5-30 días.

Dopante muscular.

Extractos de glándulas suprarrenales con los efectos de la cortisona netamente atenuados, pero también menos peligrosos. Defatigante y euforizante.

SUREM 80 (Cepa)
Comprimidos (butalamina).
Con receta. Prohibido a niños, a mujeres embarazadas. Abuso peligroso.
2-4 comprimidos/día, 30-60 días.
Dopante cerebral.
Vasodilatador que estimula la oxigenación cerebral y favorece los procesos intelectuales.

** **SUSTEIN** (Inibsa)
Cápsulas (monofosadenina papaverina).
Venta libre.
3 cápsulas/día después de las comidas.
Dopante cerebral y sexual masculino.
La papaverina aumenta el aporte sanguíneo cerebral y la consumición de oxígeno, estimulando así la atención y la memoria. También dilata las arterias periféricas, provocando flujo sanguíneo. Por ejemplo, a nivel del pene, la toma de papaverina aumenta la erección, haciéndola más firme y duradera.

** **SYNATAN** (Landerlan)

Comprimidos (dexanfetamina, tanato).

Con receta. Prohibido a niños, a mujeres embarazadas o en lactancia, a deportistas de competición, a hipertensos. Abuso peligroso.
1 comprimido/día, preferentemente tomado por la mañana, 15-30 días.
Dopante cerebral.
Reductor del apetito. Estimulante del Sistema Nervioso Central euforizante para facilitar los esfuerzos prolongados.

TANAKENE (Semar)

Gotas (extracto de ginko biloba).

Venta libre. Prohibido a niños, a mujeres embarazadas. Abuso peligroso.
3-4 cc. día, 30-90 días.
Dopante cerebral.
Aumenta la irrigación arterial de los tejidos, activa el metabolismo energético de las células nerviosas, estimula la memoria, la eficiencia intelectual, la vigilancia y el humor.

TARDYFERON (Berna)

Grageas (sales de hierro, vitamina C).

Venta libre. Prohibido a niños, a mujeres embarazadas. Abuso peligroso, tomar antes de las 16h.
1-2 grageas, 30-90 días.
Dopante muscular.
Reconstituye las reservas de hierro del organismo.

* **TEBERTIN** (Berenguer Beneyto)

Cápsulas (inosina).

Venta libre. Prohibido a niños, a mujeres embarazadas. Abuso peligroso.
2-6 cápsulas/día, 1-10 días.

Dopante muscular.

La inosina es un tónico del corazón que estimula la producción de energía. Su utilización en cortos períodos permite esfuerzos musculares intensos.

* **TEDRAL** (Parke Davis)

Tabletas (efedrina, teofilina, fenobarbital).

Con receta. Abuso peligroso.
3-6 tabletas/día, 3-15 días.

Dopante cerebral y muscular.

Productos estimulantes del corazón y de la respiración, pero también del psiquismo predisponiendo al esfuerzo.

* **TEGISEC** (Roussel Ibérica)

Comprimidos (fenproporex, clorhidrato).

Con receta. Prohibido a niños, a mujeres embarazadas o en lactancia, a deportistas de competición, a hipertensos.
Abuso peligroso.
2 comprimidos/día, preferentemente 1/2 hora antes de las comidas.

Dopante cerebral.

Indicado en regímenes de pérdida de peso, como coadyuvante de una dieta. Pero muy útil como "reductor" de la fatiga psíquica o física, psicoestimulante y euforizante.

TENORMIN (Ici Farma)

Comprimidos (atenolol).

Con receta. Prohibido a niños, a mujeres embarazadas, a deportistas de competición. Abuso peligroso.
1-2 comprimidos/día, 3-10 días.
Dopante "antitrac".
Otro betabloqueante selectivo, útil como "antitrac" en períodos breves.

* **TERONAC** (Sandoz)

Comprimidos (mazindol).

Con receta. Prohibido a embarazadas, niños y deportistas de competición. Abuso peligroso.
1/2 comprimidos al día, seguir con 1 comprimido diario en la 2.ª semana, de 30-45 días.
Dopante cerebral.
Tratamiento de la obesidad y anorexígeno estimulante del Sistema Nervioso Central. Estructura no relacionada con la anfetamina.

* **TESTEX** (Leo)

Ampollas inyectables (testosterona).

Venta libre. Prohibido a niños, a mujeres embarazadas, a deportistas de competición. Abuso peligroso.
4 inyectables I.M./día, 1-15 días.
Dopante muscular y sexual masculino.
4 pinchazos de hormona para hacer músculos.

TESTIS COMPOSITUM (Phinter)
Inyectables (homeopático).
Venta libre
1 ampolla, 1-3 veces por semana.
Dopante sexual masculino.
Estimulación de las funciones orgánicas en el hombre por ejemplo en impotencia viril, eyaculación precoz.

* **THEO DUR** (Antibióticos)
Comprimidos (teofilina).
Venta libre. Prohibido a niños. Abuso peligroso.
1 comprimido de 300 mg/día de 2 a 10 días.
Dopante muscular y cerebral.
La teofilina, tratamiento corriente del asma, es sobre todo un estimulante central de la respiración, del corazón y de la "psique". Puede ser utilizada por un sujeto normal delante de un esfuerzo sostenido.

* **TOMEVIT** (Spyfarma)
Solución (trifosadenina, aminoácidos...).
Venta libre.
10 cc 3 veces día, 20-30 días.
Dopante muscular.
Asociación energética muy útil como estimulante psíquico de fondo.

TON WASS (Wasserman)
Ampollas bebibles, comprimidos (ginseng, polivitaminas).
Venta libre.
1-2 ampollas o comprimidos al día, 10-30 días.
Dopante cerebral.
Especialidad farmacéutica de gran utilidad para todos aquellos que desean un euforizante junto con un complejo polivitamínico.

TOTHEPAL (Juste)
Ampollas inyectables (extractos suprarrenales, vitamina B).
Venta libre.
1 vial día, 10-30 días.
Dopante cerebral y muscular.
Tonificante y estimulante cerebral.

TRANSFUSINE (Semar)
Ampollas bebibles e inyectables (extractos de órganos).
Venta libre.
2-4 ampollas, 20-40 días.
Dopante muscular.
Este no es una verdadera transfusión, sino un tónico bebible que contiene también un poco de alcohol.

TREBONAL (Pensa)
Cápsulas (ascórbico ácido, piridoxina).
Venta libre.
3 cápsulas/día, 20/30 días.
Dopante muscular.
Energía.

TRINSICON (Dista)
Cápsulas (extracto de hígado, vitamina B_{12}).
Venta libre.
1-2 cápsulas/día, durante 30-120 días.
Dopante muscular.
Tratamiento en todo tipo de anemias.

TRIOMINIC CAFEINA (Semar)
Grageas (cafeína, mepiramina).
Venta libre. Prohibido a mujeres embarazadas y deportistas de competición.
2-6 grageas/día, 1-7 días.
Dopante muscular y cerebral.
Tónico y analgésico.

* **TRIPLE ROBERT** (Robert)

Sobres (adenosina, vitamina B y C. estanozolol).

Venta con receta. Prohibido a niños , a mujeres embarazadas, a deportistas de competición.

1-2 sobres/día, 10-30 días.

Dopante muscular y cerebral.

Formulación que incluye anabolizante. Muy útil en caso de fatiga muscular nerviosa e intelectual.

* **TROFALGON** (Madariaga)

Cápsulas (cobamamida, lisozima, clorhidrato).

Venta libre. Abuso peligroso.

2-4 cápsulas/día, 10-20 días.

Dopante cerebral.

Estimulante del anabolismo proteico.

VARSON (Almirall)

Cápsulas, gotas (nicergolina).

Venta libre.

3 cápsulas o de 90-120 gotas/día, 20-40 días.

Dopante cerebral.

Otro vasodilatador para estimular la memoria y la concentración.

VASODYL (Morrith)
Grageas (cyclandelato).
Venta libre. Prohibido a niños, a mujeres embarazadas.
4-6 grageas/día, 30-60 días.
Dopante cerebral.
Aumenta el calibre de las arterias cerebrales y permite resistir mejor la fatiga nerviosa, desarrollando las facultades de memorización.

* **VENOCAINA MIRO** (Andalucía Farmacéutica)
Ampollas inyectables (procaína).
Con receta. Prohibido a niños, a mujeres embarazadas. Abuso peligroso. Toma matinal.
3 inyecciones I.M. por semana. 1 mes, repetir 1 mes de cada dos.
Dopante muscular y cerebral.
La procaína está en la base de los famosos productos de la Dra. Alsan por sus propiedades: antienvejecimiento y euforización.

* **VENT-RETARD 100 y 300 mg.** (Boi)
Comprimidos (teofilina).
Venta libre. Prohibido a mujeres embarazadas. Abuso peligroso.
2-3 comprimidos (300 mg) por día, 5-20 días.
Dopante cerebral.
A fuertes dosis, la teofilina es un estimulante del Sistema Nervioso Central que aumenta la oxigenación del corazón y del cerebro, favoreciendo la alerta y la voluntad.

VICOMIN AC (Gayoso Wellcore)
Comprimidos (vitamina A y C).
Venta libre. Prohibido a mujeres embarazadas y niños.
1-2 comprimidos/día. Abuso peligroso.
Dopante muscular.
Una prevención adecuada para los síntomas gripales.

VIGANTOL (Merck Igoda)
Gotas (vitamina D).
Venta libre. Toma matinal.
10-20 gotas/día, 10-20 días.
Dopante muscular y cerebral.
La vitamina D combate las fatigas nerviosas y musculares y facilita la fijación del calcio.

VIGOR COMPLEX (Hosbon)
Inyectables (ADN, coenzimas).
Venta libre.
1 vial/día, 10-30 días.
Dopante muscular.
El ADN constituye la base de las células y estimula la síntesis de proteínas.
Útil en caso de sobreesfuerzo psico-físico.

VINCACEN (Centrum)
Cápsulas (vincamina).
Venta libre. Prohibido a niños, a mujeres embarazadas.
Abuso peligroso.
3-4 comprimidos/día, 20-40 días.
Dopante cerebral.
Oxigenador cerebral que mejora la actividad del metabolismo de las células nerviosas y estimula la memoria.

VINCADAR (Roussel)
Comprimidos (vincamina).
Venta libre. Prohibido a niños, a mujeres embarazadas.
Abuso peligroso.
3-4 comprimidos/día, 20-40 días.
Dopante cerebral.
Oxigenador cerebral para utilizar en caso de pérdida de la concentración intelectual.

VINCAMINA IBYS (Ibys)
Inyectables, comprimidos (vincamina).
Venta libre. Prohibido a niños, a mujeres embarazadas.
Abuso peligroso.
1-3 inyecciones I.M., I.V./día durante 5-20 días.
Dopante cerebral.
La vincamina en inyección es de acción más rápida.

VITA DUVADILAN (Kalifarma)
Comprimidos (isoxuprina, vitamina B_6).
Venta libre.
3 comprimidos/día, 20-60 días.
Dopante cerebral.
Otro protector de las neuronas, estimulante de la memoria.

VITABBONIFEN FUERTE (Merck Igoda)
Grageas (polivitaminas).
Con receta. Prohibido a niños, a mujeres embarazadas, deportistas de competición.
1-3 grageas/día, durante 30-50 días.
Dopante muscular.
Tonificante general.

VITAENDIL CKP (Boizot)
Comprimidos (vitamina C, rutósido).
Venta libre. Prohibido niños y mujeres embarazadas. Abuso peligroso.
4-6 comprimidos/día, 30-90 días.
Dopante cerebral.
Estimula las ideas y la memoria.

VITAGAMA FLUOR (Almirall)
Comprimidos masticables y gotas (polivitaminas, flúor).
Venta libre.
1-2 dosis/día, durante 20-60 días.
Dopante muscular.
Fundamental para todos aquellos que no deseen tener problemas dentales por un deficiente aporte de flúor.

VITAMINEX (Ferrer)
Sobres (adenosina, vitamina B y C).
Venta libre. Tomar antes de las 16 h.
1-2 sobres/día, 10-30 días.
Dopante muscular y cerebral.
La adición de un enzima y de vitamina C se revela eficaz en caso de fatiga muscular e intelectual.

VITAVEINTE (Madariaga)
Ampollas (vitamina A y D, ergocalciferol, retinol).
Venta libre. Prohibido niños y mujeres embarazadas. Abuso peligroso.
1 ampolla cada 5 días, durante 1 mes.
Dopante muscular.
Asegura un buen equilibrio neuromuscular y combate el "surmenage".

VITESTABLE (Alcor)
Grageas (tocoferol, jalea real, panax ginseng).
Venta libre.
1 gragea/día, 20-40 días.
Dopante muscular.
La vitamina E protege las células y aumenta la resistencia a largo plazo.

VIVALEN (Labaz)
Ampollas bebibles (ADN, aminoácidos).
Venta Libre. Toma matinal.
2-4 ampollas/día, 20-60 días.
Dopante muscular.
El aporte de nucleótidos junto con aminoácidos facilita la recuperación y estimula la resistencia del organismo.

* **WINSTROL** (Zambón)
Comprimidos, inyectables (estanozolol).
Con receta. Prohibido a mujeres embarazadas o en lactancia, a niños y deportistas de competición. Abuso peligroso.
6 mg/día, 50 mg cada 2-3 semanas, 1-2 meses.
Dopante muscular y sexual masculino.
Abuso peligroso.
Anabolizante hormonal que estimula la síntesis proteica.

YECTOFER COMPUESTO (Knoll Made)
Ampollas (hierro, vitamina B).
Venta libre.
1 ampolla/día, 10-20 días.
Dopante muscular.
Aporte de hierro y vitamina B por vía inyectable que aumenta su absorción. Defatigante muscular.

CONCLUSIONES Y PERSPECTIVAS

Al final de esta obra se imponen algunas consideraciones.
Existen productos eficaces que permitirán superar un momento de dificultad, pero no hay que olvidar que ciertos problemas no serán solucionados más que con la ayuda de un tratamiento a fondo.
A menudo la calidad del estado físico, del tono, de la agilidad intelectual, depende de las costumbres de vida, de lo que se come y bebe. Si bien no es fácil, ni siempre posible, cambiar de vida, hay que por lo menos saber organizar el tiempo, preparar el mañana, respetar los ciclos y lugares de sueño, adoptar una higiene alimentaria y evitar el estrés.
Hay que aprender a sentirse bien consigo mismo, es decir, tener confianza en uno mismo, ser su mejor amigo, ser consciente del tiempo que pasa y vivirlo intensamente.
Entre tanto, hay que aguantar. Este libro ayudará a hacerlo.
En él se encontrará lo que puede facilitar la elección, sin por ello revelar el producto ideal, el

arma absoluta, que a la vez da seguridad, combate el estrés, elimina las inhibiciones, aumenta la confianza en sí mismo y da sentimiento de una invencibilidad totalmente exenta de peligro alguno.

Este "dopante" ideal no existe todavía bajo forma de medicamento, pero está en cada cual: es su voluntad de vivir.

El papel de las substancias estimulantes se reduce a ponerla en funcionamiento.